中华健康宝典

《千金方》白话解读

杨晓晖　艾长山◎主编

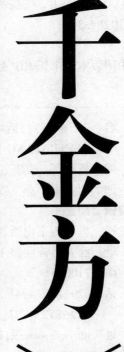

世界图书出版公司

西安　北京　上海　广州

图书在版编目（CIP）数据

《千金方》白话解读／杨晓晖,艾长山主编. —西安：
世界图书出版西安有限公司, 2022.11
（中华健康宝典）
ISBN 978-7-5192-1636-8

Ⅰ.①千… Ⅱ.①杨… ②艾… Ⅲ.①《千金方》-注释
Ⅳ.①R289.342

中国版本图书馆 CIP 数据核字（2022）第 218813 号

书　　名	《千金方》白话解读
	QIANJINFANG BAIHUA JIEDU
主　　编	杨晓晖　艾长山
策　　划	胡玉平　孙　默
责任编辑	胡玉平
出版发行	世界图书出版西安有限公司
地　　址	西安市锦业路 1 号都市之门 C 座
邮　　编	710065
电　　话	029-87214941　029-87233647（市场营销部）
	029-87234767（总编室）
网　　址	http://www.wpcxa.com
邮　　箱	xast@ wpcxa.com
经　　销	新华书店
印　　刷	旭辉印务（天津）有限公司
开　　本	787mm×1092mm　1/16
印　　张	14
字　　数	220 千字
版次印次	2022 年 11 月第 1 版　2022 年 11 月第 1 次印刷
国际书号	ISBN 978-7-5192-1636-8
定　　价	68.00 元

医学投稿　xastyx@ 163. com　‖　029-87279745　029-87279675

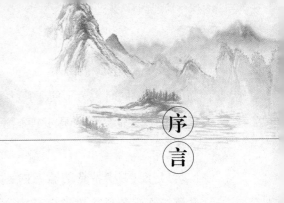

　　中国上下五千年的历史，诞生了博大精深的文化，也孕育了玄妙的中国医药学。从神农尝百草，到华佗、扁鹊、李时珍，一代又一代的伟大医者，用自己的汗水记录下了治病救人的方药，传承千年，历久弥新，为后世医药学的发展提供了理论依据，奠定了中国医药学不可撼动的地位。

　　中国医药学根植于传统文化，融合了哲学、天文、地理、历法等理论精髓，以阴阳五行作为理论基础，主张人体气、形、神的统一，深入探究人体的五脏六腑、经络关节、气血津液的变化，体现出中国医药学的自然观、生命观、辨证观和平衡观。另外，治疗疾病的中医处方都是古代医者经过与疾病不懈斗争总结而成，是古代医者的心血，历经千年的实践和发展，从药理到药效都得到了验证，是弥足珍贵的医学珍宝。从这些处方的疗效就可知中国医药学的伟大。虽然中国医药学深奥难解，但这些处方简单易懂，时至今日，仍具有很大的实用价值。

　　本套丛书从上百种中医学典籍中严格甄选，撷取了具有深远影响力的、应用性强的几本典籍，如我国现存最早的医学理论典籍《黄帝内经》，以及被誉为"中国最早的临床百科全书"的《千金方》。还收录了华佗的传世药方，以及在民间广为流传的有效偏方、秘方、验方和良方等。在分类上，科学统筹，条目清晰；在内容上，丰富翔实，面面俱到。同时，为了便于广大读者理解，对古文进行了严谨翻译，用白话解读，浅显易懂，易于理解学习，即使没有一点医学知识，也不影响阅读。

另外，书中精选的验方内容涉及内科、外科、妇科、男科、儿科、皮肤科等临床各科；日常生活中常见的各种病症，如头疼外感、胃痛胃酸、食欲不振、肺热喘咳等，都能从中找到治疗方药。从药材、功效到制作、服用，详细介绍了各科处方的应用，清晰明了，即查即用。需要注意的是，使用本书方药时一定要因人而异，即根据患者年龄、体质、病症轻重、病情缓急等不同情况而定。另外，书中所列药名由于年代久远，各地品种繁杂，有同药异名或药名不一的现象，使用时请核对。为保持珍本医籍的原貌，校对时只改了少数明显错误之处，对原书中难以确定之处，以及现今不宜服用的药物，如硫黄、石灰、童便等，均未做变动，保持了原貌，因此临床仍须辨证施治，灵活应用。

鉴于编者学识浅薄，时间仓促，不足或错谬之处，敬请行家里手不吝指教。

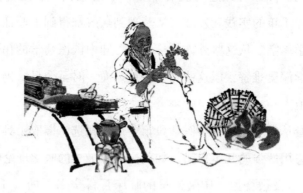

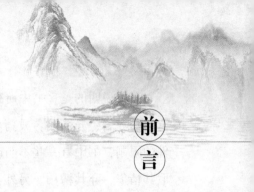

《千金方》全称《备急千金要方》，也称《千金要方》，是"药王"孙思邈的重要著作，被后人称为"方中之方"，它是我国中医学史上的一颗璀璨明珠，是中国古代中医学经典著作之一，同时也是我国著名的医学百科全书。

《千金方》针对不同人群、不同体质、不同症状，从虚、实至寒、热，对症下药，辨证医治，其中不仅采用方、药、汤、膏等不同的疗方，还包括道家修身养性之法，按四季、阴阳之论合，取黑、白、黄、赤、青之五色，将一般人养生保健的理论和技术以及常见病症进行防、治相结合，蕴含了与治病、养生有关的方方面面，医学知识十分全面，对后世医家影响极大，其中的经典方剂一直沿用至今，具有很高的学术价值。

本书是根据日本嘉永二年（1849）江户医学馆影刻宋本《备急千金要方》和元大德梅溪书院刻本《千金翼方》《孙真人千金方》（《千金要方》另一古传本）等多种相关医著翻译整理汇编而成。

本书在尊重原著的前提下，精选了妇人方、少小婴孺方，以及七窍、肝脏、胆腑、心脏、小肠腑、脾脏、胃腑、肺脏等疾病之药方，并参考权威版本以白话文的形式逐句翻译，进行全面而系统讲解。全书罗列之广泛、涉及之全面，既保留了《千金方》的药用价值，又使其变得通俗易懂，符合今人阅读的习惯，可谓现代人的养生典籍。

需要说明的是，书中所列方剂中的药名由于年代久远，各地品种繁杂，有同药异名、异药同名或药名不一的现象，使用时请核对。由于受历史条件的限制，书中有一些不明确或迷信之说，还望读者在阅读时能加以辨别，取其精华，弃其糟粕。另外，本书介绍的方药很多，使用时千万不要混淆各科的用药与剂量。而且使用方药时要根据患者的年龄差异、病理性质、体质差异以及适应能力等各种不同情况进行衡量，因人而异，若生病或者身体不适，应该及时就医，并严格遵照医嘱服药，千万不能个人主观判断随意用药。

由于编者水平有限，在编写过程中难免会有不妥或谬误之处，本着为读者负责的原则，敬请专业人士和读者批评指正，在此表示感谢！

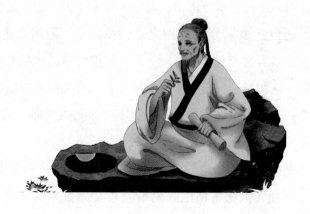

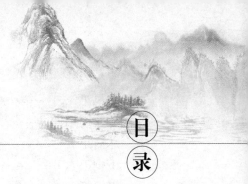

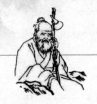

序 例

妇人方上卷

妇人方中卷

肝脏卷

胆腑方卷

心脏方卷

小肠腑方卷

《千金方》白话解读

序 例

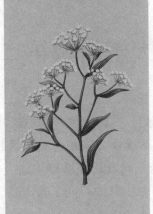

大医习业第一

如果想要成为一位医术高明且德行高尚的医生，就必须熟读《黄帝内经·素问》《针灸甲乙经》《黄帝针经》《明堂流注》等经典的医学著作；掌握十二经脉、三部九候、五脏六腑、全身表里的穴位等人体生理特征；熟悉《神农本草经》《药对》等药物学专著；了解张仲景、王叔和、阮炳、范汪、张苗、靳邵等著名的医学家；精通阴阳学说、禄命学说、诸家相法；精研灼龟五兆、《周易》、六壬占卜法等。如果把这些知识都熟记于心，那么离成为一位名医就不远了。如果不学习这些知识，就会像没有眼睛的人在黑夜里行走，因治疗失误而导致病人死亡。在掌握上面这些知识的同时，还应该熟读《备急千金要方》（即《千金方》）这本书，寻思其中深奥的医理，并仔细地钻研，只有这样，才有资格和别人探讨医学之道。

除此之外，作为一名医者还应该博览群书。因为读了《诗经》《尚书》《礼记》《周易》《春秋》这五部儒家经典，才会知道真正的仁义之道；读了《史记》《汉书》《后汉书》这三部历史著作，才会知道古往今来的史事；读了秦汉诸子百家的学说，在遇到不好的事情时才会在心中辨别它的好坏；读了《内经》，才会有慈悲喜舍的品德；读了《庄子》《老子》，才会感受到天地自然运动变化的规律，遇见事情时才不会被吉凶束缚；而对于金、木、水、火、土五行相生相克的规律，太阳、月亮、金星、木星、水星、火星、土星的运行规律，这些问题都需要深入钻研。只有全面、系统地学习这些知识，在学医的这条道路上才不会遇到阻碍，自然也能尽善尽美了。

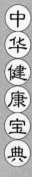
大医精诚第二

东晋的一位学者名为张湛，他曾说：医学与药学，向来都是很难精通的两门学科。现在的那些病，有的内因相同但病状不同，有的内因不同但病状相同，所以五脏六腑的虚证与实证，血脉营卫的流通与阻塞，根本不能只凭耳朵和眼睛来判断，只有通过诊脉才能审察。因为人体中寸、关、尺各部的脉象有浮、沉、弦、紧的不同，腧穴流注有高、下、浅、深的区别，肌肤筋骨有厚、薄、刚、柔的差异，所以只能与心思细致的人讨论这些。如果让这些极其精微的事情依赖于肤浅的思维，是十分危险的啊！如果五脏六腑本来是实证却去补益它，本来是虚证却去削损它；营卫血脉本来是流通的却去疏通它，本来是壅滞的却去阻塞它；机体证候本来是寒证却去冷泻它，本来是热证却去温补它。这样做只会加重患者的病情，你希望患者通过这些治法能够活下来，但其实他的病情更加危重了。正因如此，医学、药物学、卜筮学都是极难精通的学科。既然医者的医学知识没有得到神仙的真传，那么怎样才能学得其中的医理呢？世上总是有一些愚蠢的人，这些人只读了三年的药方，就敢说自己可以医治世上所有的病，但治了三年的病后，才知道原来世上根本就没有现成的药方可用。所以学医的人必须勤奋而不倦怠、努力而不焦躁地研究医学知识，而不是只凭听说，就觉得自己已经完全掌握了医理，这样是极大地误导了自己啊！

德行高尚、医术精湛的医生为患者治病的时候，一定会先让自己的心神安定下来，只有做到没有欲望，才会有恻隐之心，才会愿意普救天下人，将他们从痛苦中解救出来。如果有病人来求救，不管他是富贵还是贫贱、老幼还是美丑，不管他与自己有没有恩怨，不管是不是亲戚好友，不管是汉人还是外族人、愚蠢人还是聪明人，都会像对自己的亲人一样，更不会瞻前顾后，考虑吉凶祸福，只爱惜自己的身体性命。只有那些将病人的痛苦烦恼看作自己的痛苦烦恼，因而感到凄怆，无论险阻、昼夜、寒暑、饥渴、疲劳，都会全心全意救治病人，不怕耽搁时间，更不会婉言推辞的医者，才能成为普济天下的名医，否则就是害人的庸医。自古以来，名医为人治病，大多用自己的生命来济助病者的危急。虽然说人的命比牲畜的命要珍贵一些，但只要是热爱生命的人，就会认为人的命与牲畜的命同样珍贵。损人利己的行为，是各种生物都害怕并感到耻辱的，更何况是人类呢？而那些通过杀害别的生命来挽救自己生命的人，是不会懂得生命的真理的。我编写的这本《备急千金要方》（即《千金方》）不用有生命的动物来作为药物的原因就在这里。但是像虻虫、水蛭等动物，在拿出来卖之前就已经死了，所以这些动物不包括在内。但是对于鸡蛋这一类，由于鸡雏还未成形或者还处于混沌未开的状态，只有在危急关头，不得已才会使用它，恐怕连品德高尚且医术精湛的人也很难做到不用。对于那些患疮痍、下利者，污臭秽恶者等，人人都厌恶看到的病人，能抱有惭愧、凄忧、怜恤之心，又没有一丝芥蒂的医者，正是我学习的目标。

德行高尚、医术精湛的医生，需要不断自我反省，端庄正直、气度宽宏、不卑不亢。医生在诊病时，一定要全神贯注、仔细地审察病人的身体状况，一丝一毫也不要放过，这样才能准确地判定是用针灸治疗还是下处方治疗，这些都是不能出一点儿差错的。虽然说治病要求的是快速起效，但也需要遇到事情不迷惑，进行周密的审察和深入的思考，千万不能为图快意或为博取名誉而任意逞能，伤害病人的身体，那样是极其不仁义、不道德的！除此之外，到了病人家里，即使绫罗绸缎琳琅满目，也不能左顾右盼；即使有好听的音乐入耳，也不能为之痴迷；即使有美食捧到自己面前，也不能旁若无人地吃；即使有美酒陈列，也只能像没有看见一样。医生之所以要这样，是因为要时刻谨记还有一个病人在旁边，满屋子的人快乐不起来，更何况病人还在遭受痛苦，如果这时医生却安然欢愉、怡然自得，那就是人与神都感到羞愧的事，品德高尚的医生是绝对不会这样做的，这也是我们所说的医德。

医生在治病时，不能话多；不能调笑；不能戏谑喧哗；不能说人是非，议论别人；更不能诋毁别的医生，夸耀自己的名声和德行；不能因为偶然治愈了一个病人，就认为自己天下无双而趾高气扬，摆出一副自命不凡的样子。这是医生最容易患的如入膏肓的不治之症。

老子说：在阳世间做了好事的人，自然会有人来回报；在阴世间做了好事的人，自然会有鬼神来回报。在阳世间做了坏事的人，自然会有人来惩罚他；在阴世间做了坏事的人，自然就有鬼神来惩罚他。这种阴间和阳间循环相报之说，难道是凭空捏造的吗？所以，医生不能仗着自己身份的便利谋财，应当有一颗治病救人的心，只有这样才能在命运的运行中获得更多福气；也不能因为病人家里富裕，就开极其珍贵的药物，使病人很难找到药材，以此来炫耀自己的才能，这不是忠诚宽厚的德行。因为我的志向是济世救人，所以就论述了这些烦琐的事情，希望学医的人不要觉得我言语粗鄙。

治病略例第三

上天安排五行繁殖万物，人自然就秉承了五行的性情，以其为五脏。经络与腧穴为阴阳会通之处，这使阴阳二气非常玄妙渺冥而深幽细微，其变化多端，难以穷尽。《易经》中说：如果这不是世间最幽深玄妙的，那么谁能达到这样呢？看现在的医生，不深入地去思考经中的含义，进而推测自己接触到的各种现象，而只是承袭各自家族中祖传的技艺，一味地遵从旧法。在询问患者疾病症状时，只在意自己的口才是否敏捷，是否善于答辩；面对面地询问病人的病症不过一会儿，就开处方下药。按了寸口脉就忘记按尺肤，按了手上的脉就忘了足下；对人迎、趺阳脉，对三部，根本不详细钻研；依靠脉搏跳动的次数来诊断呼吸，数不满五十就放手，这样的医生既不能判断出病人寿命的长短，也不能判定病人九候中潜伏的病症；对于明堂、阙庭全都不仔细审察，只是管中窥豹而已。如果仅凭这点儿浅薄的医术就想判断病人的生死，是非常困难的。这些都是医家的大戒，鉴于此，患者在选择医生的时候一定要谨慎，要仔细观察，以免遇到祸患。

　　自古以来医生都会互相忌妒加害，秦国的太医令李醯杀害扁鹊，就是一个典型的例子。如果一个医生已经开了处方，就不能再让别的医生参与进来，因为或许有的医生会偷偷地在处方中加入毒药，最后导致病人的病情加重到无法挽回的地步。其实像这样的例子不止一个，因此需要特别谨慎。遇到这种情况时，病人宁可不服他的药，顺应与生俱来的自然天命的发展变化，也不能成为愚医之间因忌妒而害人性命的牺牲品，这是极其令人悲伤的事情。

　　各种各样疾病的病根，有中风伤寒、寒热温疟、中恶霍乱、大腹水肿、肠澼下利、大小便不通、奔豚上气、咳逆呕吐、黄疸消渴、积食不化、坚积症瘕、惊邪癫痫、鬼疰、喉痹齿痛、耳聋目盲、金疮踒折、痈肿恶疮、痔瘘瘤瘿、男子五劳七伤、虚乏羸瘦，女子带下崩中、血闭阴蚀，以及为虫蛇蛊毒所伤等。上述的这些都是其大概的病兆，其间一些细节的变动，需要根据疾病的具体情况来定。疾病的根源还来自冷热劳损、伤饱房劳、惊悸恐惧、忧恚怵惕、产乳落胎、堕下瘀血，另有贪服五石药物来求房事快乐。这些都可以如枝叶般生出各种症状，因此必须要知道该病的原委。就像以前医家所说男女老少的一些病症，有一半是与病源紧密联系的，就可以服用那一类的药物。男人是由各种阳气聚集而成的，由于常年居住在干燥的地方，导致体内的阳气四处游动，再加上强行交泄，就很容易患上劳损之类的疾病。这些病名目虽多，但是与女人患的病相比，治疗起来容易十倍。女子十四岁以上就会有月经，如果来月经的时候，恰好遇到风、冷、湿、热的四季疾病，患者都应该自己说出来，不然的话，治疗的方法会与病症相反，再加上药物的刺激，就会使病情加重。这也需要医生在开处方的时候就把所有的情况问清楚。医生在给病人用药时也需要结合病人的成长环境，由于江南岭外之地的环境多湿热，那里的人肌肤比较脆薄，腠理开疏，因此用药时应遵循轻、少的原则；而关中河北的土地刚硬干燥，那里的人皮肤比较坚硬，腠理闭塞，因此用药时应遵循重、多的原则。有些身强力壮的年轻人，由于不知道避风与湿而触犯了禁忌，导致体内精液暴竭，这虽然是小病，但是也不能轻易使用猛药泻下。一旦泻下过于严重，就会使其精液枯竭，进而导致气血瘀堵、卧床不起，可能要经过很长时间才能痊愈。只要是年龄较大而且有宿疾的病人，服用有通利效果的汤药时，不需要将整副药全部吃完，只需要达到通利的效果即可。如果没有除去病根，当患有其他疾病时，可与其他疾病一起治疗。那些有足够气力服用完一整剂汤药的病人就不能这样了。对于那些必须服用完通利的汤药才能除去病根的病人，服用完汤药以后，还应该经常服用丸剂和散剂来辅助康复。

只要是通过服用通利的汤药而痊愈的疾病，以后在服用汤药时应该极其谨慎，不可服用大补的汤药。一旦服用了大补的汤药，就很容易使病情复发，到了那时再用汤药泻下，就会对病人的身体造成巨大的伤害。如果是身体还没有完全恢复的人，只要好好调养就可以了。需要服药的，应该用性味平和的药物来调和。患病时间长但不影响走路，也有气力的人，如果想用冷热适宜的丸剂、散剂来养护身体，可先服用一些通利的汤药，泻除患者胸腹中壅积的痰实后，才可服补药。那些身体极度虚弱，应该服用大补汤药的人，最多不能超过三剂。如果是治疗风病，就应该服用治疗风病的汤药，但这种病不是服用三五剂汤药就能见效的。本来就有积滞，并患有风邪、呕吐虚损的人，就算连服十多剂汤药，也得到一百多天以后才痊愈。因此，如果是实证，就应该用泻下的治法；如果是虚证，就应该用补益的治法。

天地之内，阴阳之中，人是最可贵的。人出生时就受到了天地中和之气，法制、规则、礼仪、音乐都是人制定的。人刚诞生时，真精最先形成，真精形成之后脑髓便生成了；人的头是圆的，是效法天；足是方的，是效法地；两只眼睛与日月相应，五脏与五星相应，六腑与六律相应，心是中极。大肠的长度为一丈二尺，刚好与十二时辰相应；小肠的长度为二丈四尺，与二十四节气相应；人的身体一共有三百六十五条经络，与一年相应；人有九窍，与九州相应。自然规律有寒暑季节，人有虚证和实证；自然规律有惩罚与奖励，人有爱与恨；自然规律中有阴和阳，人有男和女；月份有大小，人有高矮。所以，如果不能恰当地食用五谷，冷、热、咸、苦相互触犯，那么它们就会一起来伤害人的身体，最后形成疾病。

医生诊断疾病，原本就不是一件容易的事情。有人认为，那些投机取巧的医生都是通过询问病人的症状，来辨别疾病的严重程度。张仲景说：医生在治病时，如果想要采用汤药与针灸的治法，都应该深思熟虑。必须要做到精通十二经脉，懂得三百六十五孔穴，掌握营气卫气的运行规律，知道疾病所在的位置以及适宜的治病方法。在古代，最高明的医生能通过观察病人的面色来诊断疾病，面色、脉象以及形体不能失调，如果色脉是黑色侵凌赤色，病人就会死亡；如果色脉是赤色侵凌青色，病人就能活过来。古代中等的医生能通过听病人的声音来诊断疾病，病人的声音与宫、商、角、徵、羽五音相吻合。如果从心脏处能听到流水的声音，便可以断定是被病邪触犯而导致惊慌烦闷的疾病；从肝脏能够听到金声，恐怕金会来克木；脾属土，土生育万物，脾会将从食物中摄取的养分散发到四肢，因此，从健康人的脾处是听不到土的声音的，只有人死时才会从脾处听到土音。五音太过，会使四肢没有力气；五音不足，会使九窍不通，而由色、声、香、味、触、法六境生出的见、闻、嗅、味、觉、知这六种意识就会被阻塞，就像是喝醉酒的人。五音与四季相应而运转，周而复始。古代下等的医生能通过诊察病人的脉象来诊断疾病，这样便能知道疾病的由来与疾病的转移情况，以及与四季气候的逆与顺及其相克相生的关系，由此来审知病人脏腑中的微妙变化，这都是非常高妙的。

诊候第四

医生在治病的时候，应该先寻找疾病的根源，诊察疾病的关键与原理。如果病人的五脏没有虚衰，六腑没有穷竭，血脉没有错乱，精与神也没有失散，那么他服用完药以后一定能活下来；如果已经形成疾病，那么服完药以后也可痊愈一半；如果病情已经非常严重，那么就算是服药也很难活下来。

医生应该在刚刚天亮时诊病，因为这个时候阴气还没有发动，阳气还没有失散，病人还没有喝水、吃饭，经脉还不亢盛，络脉调和比较均匀，

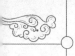

气血还没有错乱。所以此时仔细地审察病人的脉象，就能知道病状的逆与顺。如果不是这个时候，则不适宜取用，应该详细审察病人的三部九候，最后将具体情况清楚地告诉病人。古代最高明的医生能处理国家的病患，中等的医生能医人，下等的医生只能医病。最高明的医生能医治还没有发生的疾病，中等的医生能医治刚萌发的疾病，而下等的医生只能医治已经出现的疾病。如果医生不善于观察、用心思考，那么遇到事情就会混乱，如此一来，病人就很难得到救治。

什么叫三部呢？三部是指手脉的寸、关、尺。其中，上部为天，指肺；中部为人，指脾；下部为地，指肾。什么叫九候呢？人体的上、中、下三部各自对应着天、地、人三候，合为九候。上部的"天候"，指两额动脉，也就是太阳穴主管头角部位的气；上部的"地候"，指两颊动脉，也就是地仓穴主管口齿部位的气；上部的"人候"，指耳前动脉，也就是耳门穴主管耳目部位的气。中部的"天候"，指手太阴肺经，属肺气；中部的"地候"，指手阳明大肠经，属胸中之气；中部的"人候"，指手少阴心经，属心气。下部的"天候"，指足厥阴肝经，属肝气；下部的"地候"，指足少阴肾经，属肾气；下部的"人候"，指足太阴脾经，属脾气。以上合为九候。（这里的三部共包含了四种含义：一是脏腑的上中下；二是身体的上中下；三是面部的上中下；四是手脉的寸关尺。）

那些形体亢盛、脉象微弱，吸入的气极少而导致供应不足的病人，一定会死亡；形体瘦弱但脉象大、胸中气多的人也会死亡。只有形体与气息相符合的病人才能活下来，形体与气息不协调且错杂无绪的人会生病，而三部九候的脉象都错乱的人会死亡。有些庸医不了解三部九候以及四季的变化规律，有的用错了汤药，有的针灸不合乎法度，只是一味按照医书上的方法来给患者治病，这样非但没有效果，反而会增加其他的疾病，最后导致病人死亡。想想这些病人，真是可怜啊！他们中有一半是冤死的，就是因为世上没有好的医生把他们从疾病的痛苦中解救出来。经书上说：地、水、火、风，和合而成人。如果人的火气失调，就会全身潮热；如果是风气失调，就会全身僵直，身上所有的毛孔都闭塞；如果是水气失调，身体就会浮肿，气满喘粗；如果是土气失调，四肢就会僵硬，说话的时候发不出声音。如果火气不足，人的身体就会发冷；如果风气停止，人就会停止呼吸；如果水气枯竭，人体内就没有了血；如果土气散失，身体就会分裂。这些知识庸医是不会知道的，他们会违反脉理来给病人治病，最后导致病人五脏中的五行相克而全部衰弱，这种情况就像是往燃烧的火焰上浇油，因此，医生必须要谨慎啊！如果地、水、火、风四气相合，四神便能安详平和；就算是其中的一气失调，也会生病；如果四神全部混乱，那么百病齐生。有一种说法认为，一神混乱引起的疾病萌发之时，就算不治疗也能自己痊愈；两神混乱引起的疾病同时发作时，必须经过治疗后才能痊愈；三神混乱引起的疾病，就算是治疗也很难痊愈；四神混乱引起的疾病，就只剩下死亡了。

张仲景说：在治疗各种疾病之前，应该先用汤药将五脏六腑洗涤一下，这样才能疏通身体中的百脉，使阴阳有序，邪气破散，润泽枯焦的部位，使皮肤变得有光泽，气血得到增益。由于水能净化万物，所以用汤药来洗涤五脏六腑是最好的。如果四肢病了很久，因风冷而导致病情发作，应该服用散药，因为散药具有驱逐邪气的作用。风气湿痹在表里游走，不断移动的疾病，也可以服用散药来治疗。除了散药以外，还可以使用丸药，因为丸药具有驱逐风冷，化解积聚，消除各类坚癖，促进饮食，调和营卫的作用。如果能够配合使用药物，那就算是高明的医生了。所以说：治病救人，在于用心。有些病人不需要出汗，但是医生却强迫病人发汗，这样一来病人体内就会丧失津液，最终因津液枯竭而死亡；有些病人需要出汗，但是医生却不让病人出汗，这样一来病人全身的毛孔就会闭塞，最终因闷绝而死亡。除此之外，有些病人不需要下泻，医生却强迫病人下泻，病人就会因开肠洞泻无法止住而死亡；有些病人需要下泻，医生却不让病人下泻，病人就会因心中不宁、烦乱，浮肿而死亡。另外，有些病人不需要针灸，医生却强迫给病人针灸，这样病人就会因火邪入腹，扰乱五脏，烦闷加重而死亡；有些病人需要针灸，医生却不给病人针灸，病人的气血就会冷结重凝，时间一长就会更加密固，进而导致冷气上逆冲撞心脏，没有消散的地方，最后导致病人死亡。

黄帝问道：淫邪之气流散或充溢应该怎么办呢？岐伯回答说：损害身心健康的因素会从外进攻到体内，因为进攻的方向并不固定，所以会到处流散直到五脏，流散到五脏后仍然无法固定，这时就会与营卫之气同行而与魂魄一齐飞扬，最后导致人无法入睡，且容易多梦。如果邪气入侵到人体的六腑，就会外有余而内不足；如果邪气入侵到人体的五脏，就会内有余而外不足。黄帝问道：有余与不足的表现分别是什么呢？岐伯回答说：阴气盛的人，睡觉就会梦见涉渡大水，十分害怕；阳气盛的人，睡觉就会梦见在大火中焚烧；阴气和阳气都旺盛的人，睡觉就会梦见互相厮杀，而且会身受重伤。上部气盛的人，睡觉就会梦见身体向上飞翔；下部气盛的人，睡觉就会梦见身体向下坠落。吃得太饱，睡觉会梦见施舍别人（《巢源》说梦见行走）；太饿，睡觉就会梦见向别人索取（《巢源》说梦见睡卧）。肝气盛的人，就会梦见自己发怒；肺气盛的人，就会梦见自己因恐惧而哭泣；心气盛的人，就会梦见开心大笑或害怕恐惧；脾气盛的人，就会梦见歌舞时身体十分沉重，手脚不灵活；肾气盛的人，就会梦见腰脊向两边分开且不相连。当出现以上十二盛时，应该采用满则下泻的治法，这样很快便能够痊愈。气逆行且侵驻到心脏的人，就会梦见丘山烟火弥漫；气逆侵驻到肺的人，就会梦见身体向上飞翔，并见到金、铁类的奇异物品；气逆侵驻到肝的人，就会梦见森林；气逆侵驻到脾的人，就会梦见丘陵里的深潭，以及在风雨中倒塌的墙壁；气逆侵驻到肾的人，就会梦见自己身陷深潭并沉入水中；气逆侵驻到膀胱的人，就会梦见自己在外游走；气逆侵驻到胃的人，就会梦见自己在放肆地吃喝；气逆侵驻到大肠的人，就会梦见一望无际的田野；气逆侵驻到小肠的人，就会梦见自己身处拥挤的城市街道；气逆侵驻到胆的人，就会梦见自己与人打官司以及互相搏斗而自剖；气逆侵驻到生殖器的人，就会梦见房事；气逆侵驻到颈项的人，就会梦见斩首；气逆侵驻到胻的人，就会梦见自己很想行走却无法前进，以及身处水渠、陷阱、洼地之中；气逆侵驻到大腿的人，就会梦见行礼跪拜；气逆侵驻到膀胱的人，就会梦见自己顺畅地小便。遇到上面十五种情况的人，应该采取补益的治法，这样很快便能痊愈。擅长诊断的医生也应该仔细琢磨这其中的道理和含义，这样才能尽善尽美。

《史记》中说：有六种病人是无法医治的，第一种是骄纵任性不讲道理的病人；第二种是无视身体而看重钱财的病人；第三种是吃饭穿衣都没有规律的病人；第四种是阴阳混杂，无法定位五脏之气的病人；第五种是身体瘦弱无法服药的病人；第六种是信任巫术而不信医术的病人。那些能够活下来的病人，说明他们的脉候还在，身体与面色还没有太大改变，病邪还没有进入腠理，如果这时能够及时、准确地用针、用药，自己也好好地调理，再加上良医的治疗，就没有无法治愈的疾病。

处方第五

治疗寒证类疾病时应该用热药，治疗热证类疾病时应该用寒药，治疗饮食不消化时应该用吐下的药，治疗鬼蛊毒气之类的病时应该用除毒气的药，治疗痈肿疮瘤时应该用除疮瘤的药，治疗风湿时应该用除风湿的药，治疗风、劳、气、冷等病症时应该根据患者的病症、病情准确地用药。雷公说：病有三个阶段，药有三种等级。药的性味与质地也不同，有甘、苦、轻、重的区别；病的证候也不同，有新病、久病、寒病、温病的差异。重、热、腻、滑、咸、醋、石药、饮食等，是治疗风病的方法，不适合治疗其他病；轻、冷、粗、涩、甘、苦、草药、饮食等，是治疗热证的方法，不适合治疗其他病；轻、热、辛、苦、淡、木药、饮食等，是治疗寒证的方法，不适合治疗其他病。从知识中只能粗略地发现用药的规律，其他的用药规律，只能通过观察症状才可以知道，用药的方法不是固定的，医生应该根据病情的需要灵活地运用，这些都是医生用药的基本概要。

《药对》说：许多疾病的积聚都是由身体虚亏导致的，一旦虚亏就会滋生各种疾病。积，指五脏处积累的各种疾病；聚，指六腑处会聚的各种疾病。像这种积聚而成的疾病，医生多建议患者应该遵从旧方，不应该增加用量，也不应该减少用量。那些因身体虚亏而劳损的病人，患病处非常多，所以医生在治疗时，应该根据患者病情的严重程度，在旧方的基础上适量地增减。在古代，高明的医生都是自己采药，因为自己在采药的过程中可以仔细地观察药材的类型及药性，此后可准确地按照时节来取用，如果采药的时节过早，那么药性还没有生成，采药的时节过晚，那么药性就已经衰竭。再看现在的医生，既不自己采药，用药也不顺应时节的早晚，只是一起拿来做药，也不懂得药性的冷热与消长及其分量的多少，徒有一颗治病救人的心，却永远达不到治愈的效果，因此，只能算作肤浅的医生。

根据药物的冷热属性，再来说一下什么样的疾病才能在旧方的基础上进行合适的增减。对于那些因虚劳而头痛又发热的病人，应该加枸杞、萎蕤；对于那些因内虚而想吐的病人，应该加人参；对于那些因内虚而心神不安的病人，也应该加人参；对于那些因内虚而多梦的病人，应该加龙骨；对于那些因内虚而多热的病人，应该加地黄、牡蛎、地肤子、甘草；对于那些因内虚而发冷的病人，应该加当归、芎劳、干姜；对于那些因内虚而劳损的病人，应该加钟乳、棘刺、肉苁蓉、巴戟天；对于那些因内虚而大热的病人，应该加黄芩、天门冬；对于那些因内虚而健忘的病人，应该加茯神、远志；对于那些因内虚而惊悸不安的病人，应该加龙齿、紫石英、沙参、小草，发冷的病人应该用紫石英与小草，有热邪侵入的病人应该用沙参与龙齿，病人既不发冷也不发热就不要用；对于那些因内虚而口干的病人，应该加麦门冬、知母；对于那些因内虚而气息缓弱的病人，应该加胡麻、覆盆子、柏子仁；对于那些因内虚而多气兼微咳的病人，应该加五味子、大枣；对于那些因内虚而身体僵直、腰中部不灵活的病人，应该加磁石、杜仲；对于那些因内虚而多冷的病人，应该加桂心、吴茱萸、附子、乌头；对于那些因内虚而小便呈赤色的病人，应该加黄芩；对于那些因内虚而有热邪侵入的病人，应该加地骨皮、白水黄芪；对于那些因内虚而发冷的病人，应该用陇西黄芪；对于那些因内虚而生痰且有气的病人，应该加生姜、半夏、枳实；对于那些因内虚而小肠泻痢的病人，应该加桑螵蛸、龙骨、鸡肶胵；对于那些因内虚而小肠不通畅的病人，应该加茯苓、泽泻；对于那些因内虚而小便呈白色的病人，应该加厚朴。上面所列举的药物我并没有都使用过，只是根据药物的冷热属性与病情一一对应，暂时叙述出来，医生在用药时，应该遵照这些标准。

用药第六

上等药物一共有一百二十种，为君药，这类药物的作用是养命，以顺应天德，没有毒性，不论服用多少、服用多久都不会伤害人的身体，那些想要让身体变得轻快、增补和气、延长寿命的人，可以用这类药物；中等药物共有一百二十种，为臣药，这类药物的作用是养性，以顺应人德，主要分为有毒和无毒，医生在用药时需要选择适宜的对象，那些想要抑制病情发展及身体虚弱的人，可以用这类药物；下等药物共有一百二十五种，为佐使药，这类药物的作用是治病，以顺应地德，大多有毒性，不可以长期服用，那些想要祛除寒热、邪气及破除积聚而治愈的人，可以用这类药物。这三等药物共有三百六十五种，一周天三百六十五度，每一度与一天相对应，如此一来便成了一年，倍数为七百三十。

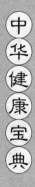

药物与药物之间有君、臣、佐、使的关系，这样可以互相发散与收摄，可以搭配使用的有一君二臣三佐五使和一君三臣九佐使等。用药又分为阴阳匹配，主要包括子、母、兄、弟，根、茎、花、实，草、石、骨、肉相互配合的关系。凡是以下七种情况的药物，在混合使用时都应该万分谨慎：单行的，相合的，相使的，相畏的，相恶的，相反的，相杀的。本该使用相合、相使的药物才能痊愈时，就不能用相恶、相反的药物。如果病人体内有毒需要制约，可以使用相畏、相杀的药物，否则就不能混合使用。药物有酸、咸、甘、苦、辛五味，寒、热、温、凉四气，有毒与无毒的区别，阴干与曝干的区别，采造时月的区别，生、熟土地生长的区别，真与假的区别，陈与新的区别，因此，医生在使用时都应该按照一定的方法进行配制。现将药物相使、相畏等七种情况排列如下，医生在开处方的时候应该根据这些情况深入地研究。

玉石上部

玉泉（畏款冬花）

玉屑（恶鹿角）

丹砂（恶磁石，畏咸水）

曾青（畏菟丝子）

石胆（以水英为使药，畏牡桂、菌桂、芫花、辛夷、白薇）

云母（以泽泻为使药，畏鮀甲及流水，恶徐长卿）

钟乳（以蛇床子、菟丝子为使药，恶牡丹、玄石、牡蒙，畏紫石英、蘘草）

朴硝（畏麦句姜）

硝石（以火为使药，恶苦参、苦菜，畏女菀）

芒硝（以石韦为使药，恶麦句姜）

矾石（以甘草为使药，恶牡蛎）

滑石（以石韦为使药，恶曾青）

紫石英（以长石为使药，畏扁青、附子，不欲鮀甲、黄连、麦句姜）

白石英（恶马目毒公）

赤石脂（恶大黄，畏芫花）

黄石脂（以曾青为使药，恶细辛，畏蜚蠊、扁青、附子）

白石脂（以燕粪为使药，恶松脂，畏黄芩）

太一余粮（以杜仲为使药，畏铁落、菖蒲、贝母）

玉石中部

水银（畏磁石）

殷孽（恶防己，畏术）

孔公孽（以木兰为使药，恶细辛）

阳起石（以桑螵蛸为使药，恶泽泻、菌桂、雷丸、蛇蜕皮，畏菟丝子）

凝水石（畏地榆，解巴豆毒）

石膏（以鸡子为使药，恶莽草、毒公）

磁石（以柴胡为使药，畏黄石脂，恶牡丹、莽草）

玄石（恶松脂、柏子仁、菌桂）

理石（以滑石为使药，畏麻黄）

玉石下部

青琅玕（得水银效果更好，畏鸡骨，杀锡毒）

礜石（得火效果更好，以棘针为使药，恶虎掌、毒公、鹜屎、细辛，畏水）

方解石（恶巴豆）

代赭（畏天雄）

大盐（以漏芦为使药）

草药上部

六芝（以薯蓣为使药，得头发效果更好，恶恒山，畏扁青、茵陈）

天门冬（以垣衣、地黄为使药，畏曾青）

麦门冬（以地黄、车前为使药，恶款冬、苦瓠，畏苦参、青蘘）

术（以防风、地榆为使药）

女萎、葳蕤（畏卤碱）

干地黄（得麦门冬、清酒效果更好，恶贝母，畏芜荑）

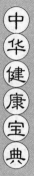

菖蒲（以秦艽、秦皮为使药，恶地胆、麻黄）

远志（得茯苓、冬葵子、龙骨效果更好，杀天雄、附子毒，畏珍珠、蜚蠊、藜芦、齐蛤）

泽泻（畏海蛤、文蛤）

薯蓣（以紫芝为使药，恶甘遂）

菊花（以术、枸杞根、桑根白皮为使药）

甘草（以术、干漆、苦参为使药，恶远志，反甘遂、大戟、芫花、海藻）

人参（以茯苓为使药，恶溲疏，反藜芦）

石斛（以陆英为使药，恶凝水石、巴豆，畏白僵蚕、雷丸）

牛膝（恶萤火、龟甲、陆英，畏车前）

细辛（以曾青、枣根为使药，恶狼毒、山茱萸、黄芪，畏滑石、硝石，反藜芦）

独活（以蠡实为使药）

柴胡（以半夏为使药，恶皂荚，畏女菀、藜芦）

菴藺子（以荆子、薏苡仁为使药，恶细辛、干姜）

蒺藜子（得荆子、细辛效果更好，恶干姜、苦参）

龙胆（以贯众为使药，恶防葵、地黄）

菟丝子（得酒效果更好，以薯蓣、松脂为使药，恶藋菌）

巴戟天（以覆盆子为使药，恶朝生、雷丸、丹参）

蒺藜子（以乌头为使药）

防风（恶干姜、藜芦、白蔹、芫花，杀附子毒）

络石（以杜仲、牡丹为使药，恶铁落，畏菖蒲、贝母）

黄连（以黄芩、龙骨、理石为使药，恶菊花、芫花、玄参、白鲜皮，畏款冬，胜乌头，解巴豆毒）

沙参（恶防己，反藜芦）

丹参（畏咸水，反藜芦）

天名精（以垣衣为使药）

决明子（以蓍实为使药，恶大麻子）

芎䓖（以白芷为使药）

续断（以地黄为使药，恶雷丸）

黄芪（恶龟甲）

杜若（得辛夷、细辛效果更好，恶柴胡、前胡）

蛇床子（恶牡丹、巴豆、贝母）

茜根（畏鼠妇）

飞廉（得乌头效果更好，恶麻黄）

薇衔（得秦皮效果更好）

五味子（以苁蓉为使药，恶萎蕤，胜乌头）

草药中部

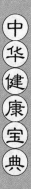

当归（恶䕡茹，畏菖蒲、海藻、牡蒙）

秦艽（以菖蒲为使药）

黄芩（以山茱萸、龙骨为使药，恶葱实，畏丹砂、牡丹、藜芦）

芍药（以雷丸为使药，恶石斛、芒硝，畏硝石、鳖甲、小蓟，反藜芦）

干姜（以秦椒为使药，恶黄连、黄芩、天鼠粪，杀半夏、莨菪毒）

藁本（恶䕡茹）

麻黄（以厚朴为使药，恶辛夷、石韦）

葛根（杀野葛、巴豆、百药毒）

前胡（以半夏为使药，恶皂角，畏藜芦）

贝母（以厚朴、白薇为使药，恶桃花，畏秦艽、矾石、莽草，反乌头）

栝楼（以枸杞为使药，恶干姜，畏牛膝、干漆，反乌头）

玄参（恶黄芪、干姜、大枣、山茱萸，反藜芦）

苦参（以玄参为使药，恶贝母、漏芦、菟丝子，反藜芦）

石龙芮（以大戟为使药，畏蛇蜕皮、吴茱萸）

石韦（以滑石、杏仁为使药，得菖蒲效果更好）

狗脊（以萆薢为使药，恶败酱）

萆薢（以薏苡为使药，畏葵根、大黄、柴胡、牡蛎、前胡）

瞿麦（以蘘草、牡丹为使药，恶桑螵蛸）

白芷（以当归为使药，恶旋覆花）

紫菀（以款冬为使药，恶天雄、瞿麦、雷丸、远志，畏茵陈）

白藓皮（恶桑螵蛸、桔梗、茯苓、萆薢）

白薇（恶黄芪、大黄、大戟、干姜、干漆、大枣、山茱萸）

紫参（畏辛夷）

仙灵脾（以薯蓣为使药）

款冬花（以杏仁为使药，得紫菀效果更好，恶皂荚、硝石、玄参，畏贝母、辛夷、麻黄、黄芩、黄连、黄芪、青葙）

牡丹（畏菟丝子）

防己（以殷孽为使药，恶细辛，畏草薢，杀雄黄毒）

女菀（畏卤碱）

泽兰（以防己为使药）

地榆（得头发效果更好，恶麦门冬）

海藻（反甘草）

草药下部

大黄（以黄芩为使药）

桔梗（以节皮为使药，畏白及、龙胆、龙眼）

甘遂（以瓜蒂为使药，恶远志，反甘草）

葶苈（以榆皮为使药，得酒效果更好，恶僵蚕、石龙芮）

芫花（以决明为使药，反甘草）

泽漆（以小豆为使药，恶薯蓣）

大戟（反甘草）

钩吻（以半夏为使药，恶黄芩）

藜芦（以黄连为使药，反细辛、芍药、五参，恶大黄）

乌头乌喙（以莽草为使药，反半夏、栝楼、贝母、白蔹、白及，恶藜芦）

天雄（以远志为使药，恶腐婢）

附子（以地胆为使药，恶蜈蚣，畏防风、甘草、黄芪、人参、乌韭、大豆）

贯众（以藋菌为使药）

半夏（以射干为使药，恶皂荚，畏雄黄、生姜、干姜、秦皮、龟甲，反乌头）

虎掌（以蜀漆为使药，畏莽草）

蜀漆（以栝楼为使药，恶贯众）

恒山（畏玉札）

狼牙（以芜荑为使药，恶秦艽、地榆）

白蔹（以代赭为使药，反乌头）

白及（以紫石英为使药，恶理石、李核仁、杏仁）

藋菌（得酒效果更好，畏鸡子）

菌茹（以甘草为使药，恶麦门冬）

荩草（畏鼠妇）

夏枯草（以土瓜为使药）

狼毒（以大豆为使药，恶麦句姜）

鬼臼（畏垣衣）

木药上部

茯苓、茯神（以马蔺为使药，恶白蔹，畏牡蒙、地榆、雄黄、秦艽、龟甲）

柏子仁（以牡蛎、桂心、瓜子为使药，畏菊花、羊蹄、诸石、面曲）

杜仲（恶蛇蜕、玄参）

干漆（以半夏为使药，畏鸡子）

蔓荆子（恶乌头、石膏）

牡荆实（以防风为使药，恶石膏）

五加皮（以远志为使药，畏蛇蜕、玄参）

黄柏（恶干漆）

辛夷（以芎䓖为使药，恶五石脂，畏菖蒲、蒲黄、黄连、石膏、黄环）

酸枣仁（恶防己）

槐子（以天雄、景天为使药）

木药中部

厚朴（以干姜为使药，恶泽泻、寒水石、硝石）

山茱萸（以蓼实为使药，恶桔梗、防风、防己）

吴茱萸（以蓼实为使药，恶丹参、硝石、白垩，畏紫石英）

秦皮（以大戟为使药，恶吴茱萸）

占斯（解狼毒毒）

栀子（解踯躅毒）

秦椒（恶栝楼、防葵，畏雌黄）

桑根白皮（以续断、桂心、麻子为使药）

木药下部

黄环（以鸢尾为使药，恶茯苓、防己）

石楠（以五加皮为使药）

巴豆（以芫花为使药，恶蘘草，畏大黄、黄连、藜芦，杀斑蝥毒）

蜀椒（以杏仁为使药，畏款冬）

栾华（以决明为使药）

雷丸（以荔实、厚朴为使药，恶葛根）

溲疏（以漏芦为使药）

皂荚（以柏子为使药，恶麦门冬，畏空青、人参、苦参）

兽上部

龙骨（得人参、牛黄效果更好，畏石膏）

龙角（畏干漆、蜀椒、理石）

牛黄（以人参为使药，恶龙骨、地黄、龙胆、蜚蠊，畏牛膝）

白胶（得火效果更好，畏大黄）

阿胶（得火效果更好，畏大黄）

兽中部

犀角（以松脂为使药，恶藋菌、雷丸）

羖羊角（以菟丝子为使药）

鹿茸（以麻勃为使药）

鹿角（以杜仲为使药）

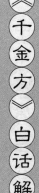

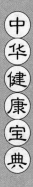

兽下部

麋脂（畏大黄，恶甘草）

虫鱼上部

蜜蜡（恶芫花、齐蛤）

蜂子（畏黄芩、芍药、牡蛎）

牡蛎（以贝母为使药，得甘草、牛膝、远志、蛇床效果更好，恶麻黄、吴茱萸、辛夷）

桑螵蛸（畏旋覆花）

海蛤（以蜀漆为使药，畏狗胆、甘遂、芫花）

龟甲（恶沙参、蜚蠊）

虫鱼中部

伏翼（以苋实、云实为使药）

猬皮（得酒效果更好，畏桔梗、麦门冬）

蜥蜴（恶硫黄、斑蝥、芜荑）

露蜂房（恶干姜、丹参、黄芩、芍药、牡蛎）

䗪虫（畏皂荚、菖蒲）

蛴螬（以蜚虫为使药，恶附子）

鳖甲（恶矾石）

鮀鱼甲（以蜀漆为使药，畏狗胆、甘遂、芫花）

乌贼鱼骨（恶白蔹、白及）

蟹（杀莨菪毒、漆毒）

天鼠粪（恶白蔹、白薇）

虫鱼下部

蛇蜕（畏磁石及酒）

蛞蝓（畏羊角、石膏）

斑蝥（以马刀为使药，畏巴豆、丹参、空青，恶肤青）

地胆（恶甘草）

马刀（得水效果更好）

果上部

大枣（杀乌头毒）

果下部

杏仁（得火效果更好，恶黄芪、黄芩、葛根，解锡、胡粉毒，畏蘘草）

菜上部

冬葵子（以黄芩为使药）

菜中部

葱实（解藜芦毒）

米上部

麻蕡麻子（畏牡蛎、白薇，恶茯苓）

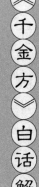

千金方 白话解读

米中部

大豆及黄卷（恶五参、龙胆，得前胡、乌喙、杏仁、牡蛎效果更好，
杀乌头毒）

大麦（以食蜜为使药）

酱（杀药毒、火毒）

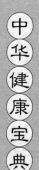

上面的一百九十七种药物都有相使、相畏的关系，其他的药物都没有
这种关系，所以不再叙述。有人说："古代的医生在治病的时候，用药少，
药的分量也很轻，但治愈的病却很多。现在的医生治病用药多，分量也重，
但治愈的病却远远比不上古人，这是为什么呢？"回答："古时候的植物，
光照时间长，药物在土里生长的时间也长，可吸取足够的养分，药物的性
味真实；再加上古时候的人们基本上没有什么欲望，禀气平和，患上的疾
病比较轻微，所以就容易治疗。现在的药物光照时间和在土里生长的时间
都非常短，药力比较轻，再加上人们大都变得巧诈，患上的疾病自然也就
比较严重，所以很难治疗。如果病情很轻，那么用药就少，如果病情很重，
那么用药就多，这是医生治疗疾病的一个原则，有什么好奇怪的呢？在古
代，自己采药的医生遵从药材阴干与曝干的自然法度来操作，根据病人的
居住环境和体质来用药，所以疾病基本上都能治愈；现在的医生只知道诊
脉开处方，却不知道采药的时节，对药物的出处、产地、新与陈、虚与实
都不了解，所以十个人中有五六人都不能痊愈，这就是原因。"开处方的医
生应该多用心并反复地斟酌要取用的药，这样所取的药才能发挥出最好的
效果，如果一味使用古人定好的处方，那么永远也不会进步，希望后世的
医者能够通晓这个道理。紫石英、白石英、朱砂、雄黄、硫黄等药材，只
有纹理清晰、颜色明净的才是最好的，如果这些药材不具有这些特征，那
么一旦使用就会使人身体干燥，口干舌燥，发热而死。凡是草药、石药，
一定是质地坚实、气味浓烈的才是最好的，如果这些药物不是这样的特征，
那么即使让病人服用，病人也不会痊愈。凡是狼毒、枳实、橘皮、半夏、
麻黄、吴茱萸，都是越陈久越好。其余的药物都是越精细、越新鲜越好。

合和第七

有人问："只要是调制的汤药，用各种草、石、虫、兽药治病时，水的升数、药物之间的消杀法则是怎样的呢？"回答："只要是有根、茎、枝、叶、皮、骨、花、果实的草药，有毛、翅、皮、甲、头、足、尾、骨的虫药，都需要烧炼炮炙，这些药的生熟也都要有一定的限度，都得依照下面介绍的方法来进行。顺应以下方法的医生会为病人带来福祉，违反以下方法的医生可能会使病人遭遇祸殃。药物中有的需要皮，就应该把肉去掉；有的需要肉，就应该把皮去掉；有的需要根茎；有的需要花与果实。这些都应该依照处方来炼制，使它干净清洁，最后再称量斤两，不能有半点儿差错。药物之间有相生相杀的关系，药力也有强有弱，因此必须按照其君、臣、佐、使的规则相互扶助。如果医生不熟知各种医学经典著作，就不会知道药物之间的好恶关系。有的医生不遵照处方上的量，自己随意增加或减少，就会使各种草石药物强弱相欺，病人服用后，不但不能痊愈，反而药性会在体内互相斗争。如果草石之间的药性相反，就会使病人心神迷乱，其药力对身体的伤害比刀剑所伤还要严重；如果药物之间调和恰当，那么就算病人没有痊愈，也能使他们的五脏通畅，不会加重病人的病情。"例如，以前的经典著作里处方用药的熬炼节度都加有注脚。现在的处方就不是这样，所以我在这一篇中将它们详细地列举出来，读者在阅读时千万不要厌烦处方下的注脚。

凡是药物，都需要经过选择、煎炒和炮制，才能对其进行称重，不能生着的时候称其重量。

凡是用到石药及玉，必须将其捣碎成米粒大小，再用绵裹住浸入汤药或酒药中。

凡是钟乳等各种石药，要用玉槌加水，将其研成细末，再漂炼三天三夜，一定要将其研得非常细小才行。

凡是银屑，要用水银调制成泥状。

凡是礜石，要先用赤泥将其裹起来，放入火中烧炼半天，熟了以后才可以使用，烧炼不能过度。如果不烧炼，生时就用作药，病人服用以后会

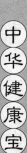

心肝涣散。

凡是朴硝、矾石，需要经过烧炼，待其汁散尽后，才能加入丸散类的药物中。芒硝、朴硝需绞汁后，浸入汤中，再放到火上煎煮至两三沸，溶化完以后才能让病人服用。

凡是汤药需要加入丹砂、雄黄，必须熟后，将其研成细粉浸入汤药中，搅拌均匀，才能服用。

凡是汤药中需要用一些整个的药物，如干枣、栀子之类，那么必须将这类药物剖开才可以。如果需要用到细核，如山茱萸、五味子、蕤核、决明子之类，那么必须将这类药物打碎才可以。如果需要用到细花子，如旋覆花、菊花、地肤子、葵子之类，应该整个地用。米、麦、豆类，也可以整个地用。

凡是橘皮、吴茱萸、椒等，加入汤药时不需碎成小块。

凡是各种果实、果仁，必须将它们的尖去掉，还有双仁的药物，要先用热水浸泡，等其变得柔软后，拍打去皮，切开才可以。如果用到栀子，必须先将它们的皮去掉。如果用到蒲黄，必须等到汤药熬成以后，才能把它们加进去。

凡是麦门冬、生姜，必须将它们都切开，然后反复地捣，绞多次取汁，在汤药已熬成，并且已经去渣后，才能加入，然后煮五六沸，最后取处方上要求的汤药升数，不能与药一起煮。另一种方法是切成薄片使用。

凡是麦门冬，必须将其微微润湿后再抽去心。

凡是麻黄，必须去节，并单独将其熬两三沸，取出汤药上的泡沫，然后加水，直到原来的升数，最后再加入其他的药。如果不这样制作，而直接将药煎煮，那么病人服用后一定会烦闷。麻黄需要斩成一寸长的小段，小草、瞿麦要斩成五分长的小段，细辛、白前要斩成三分长的小段，上面的这些药物用于膏药时，必须要细锉。

凡是牛膝、石斛等，需要加入汤药或酒中，那么必须拍碎以后才可以使用；如果石斛需要加入丸药或散药中，应该先用石槌用力地槌打使之破碎，然后入臼，否则就捣不烂。加入酒时也应这样做。

凡是桂、厚朴、杜仲、秦皮、木兰之类，必须先削去它们虚软、粗糙的表皮，取里面有味的部位来称量。如果用到茯苓、猪苓，必须削除黑皮才可以使用。如果用到牡丹、巴戟天、远志、野葛等，必须用槌破去心。

紫菀应该先洗去泥土，曝干后再称量。如果用到薤白、葱白，必须先除掉其青色的部分。如果用到莽草、石楠、茵芋、泽兰，应该先剔取叶及嫩茎，并除去大枝。如果用到鬼臼、黄连，必须要除去根毛。如果用到石韦、辛夷，必须拭擦掉其表面的毛，辛夷则需要另外去心。如果用到蜀椒，必须除去闭合者和椒目。如果用到大枣、乌梅，必须将它们的核去掉才可以使用。如果用到鬼箭，必须削取它们的羽皮才可以使用。

凡是茯苓、芍药等用作补药，就需要白色的；如果用作泻药，就只能用红色的。

凡是菟丝子，需要用热水淘去其上的泥沙，然后沥干，再用温酒浸泡一个晚上，拿出后暴晒干直至微白，最后捣碎。如果捣不尽，就用酒浸泡三至五天，取出后晒至微干，再捣，这样一来就很容易捣碎了。

凡是甘草、厚朴、枳实、石楠、茵芋、藜芦、皂荚之类，都需要炙烤。枳实需要去瓤，藜芦需要去头，皂荚需要去皮与籽实。

凡是椒实，只有微炒使其出汗，才能发挥出最强的药力。

凡是汤、丸、散类的药中用到天雄、附子、乌头、乌喙、侧子，必须经过煻灰炮制，使其微微裂开，削去黑皮，才能称量。由于这些药只有在姜附汤及膏酒中才生用，所以也需削去皮再称量，也可沿着直条纹理，将其破成七至八片。

凡是半夏，需要用热水洗去其表皮的滑腻物。可以洗十次破成四片，再称量，然后加入汤药中。如果需要将半夏加入膏、酒、丸、散中，那么要用煻灰炮制。

凡是巴豆，必须将其皮、心、膜去掉，熬成紫色才可以使用。如果将桃仁、杏仁、葶苈、胡麻等制成脂膏，需要将其熬成黄黑色才可以使用。在制作时将这些药物分别捣成膏状，当用指头叩击时呈絮乱状才可以停止，然后将之前制好的散药慢慢地加入臼中，一起研捣，全都用轻绢筛尽后，再次将其放入臼中，按照上面的方法捣几百杵。即使汤药、膏药中有生用的，也要一起捣碎。

凡是麦蘖、曲末、大豆黄卷、泽兰、芜荑，都要微炒。干漆要炒到没有烟才可以。乌梅加入丸药、散药后需煎。如果用到熟艾，需要将其煎炒后再擘细，然后与各种药一起捣成细散，无法过筛的，应该放入散药中搅拌均匀才可以使用。

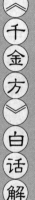

凡是各种毛羽、齿牙、蹄甲以及龟鳖、鲮鱼、鲤鱼等的甲、皮、肉、骨、角、筋，还有鹿茸，必须炙过以后才可以使用。蛇蜕皮也需微炙。

凡是用到斑蝥等各种虫，必须除去它们的足、翅，然后微炒。用到桑螵蛸，需要先将其剖开，然后再炙。用到牡蛎，一定要将其炒成黄色再使用。用到僵蚕、蜂房，也需要将其微炒。

凡是汤药中用到麝香、犀角、鹿角、羚羊角、牛黄，必须将其研成粉末，临近服用时加入汤药中，搅拌均匀后才可以服用。

凡是丸、散药剂中需要用到胶，要先炙，使其通体沸起，待到燥热后捣碎。没有沸起的地方，一定要再炙烤。在断下汤中可以直接用，不需炙。如果汤药中用到阿胶，要先将汤药熬成以后再加入阿胶汁，最后再将其放到火上经过两三沸，使其熔化。

凡是用到蜜，要先用火熬，掠去泡沫，使其颜色变得微黄，这样丸药保存的时间才能长。应根据蜜的精细程度来判定掠去泡沫的多少，蜜越稠制成的丸药越好。

凡是丸药用到蜡，可等其熔化后放入少量的蜜，搅拌均匀用来制药。

凡是汤药中用到饴糖，一定要等到汤药熬成后再加入。如果汤药中用酒，也应该在汤药临熟时才加入。

有的药物适合制成丸药，有的适合制成散药，有的适合制成汤药，有的适合用酒浸泡，有的适合熬成膏状，有的药物可以同时制成以上多种形态，有的不能加入汤药与酒中，这些都应该根据药的特性来定，不能违背。现将不适合加入汤药或酒中的药物列出如下：

朱砂（熟入汤）、雌黄、云母、阳起石（入酒）、矾石（入酒）、硫黄（入酒）、钟乳（入酒）、孔公孽（入酒）、礜石（入酒）、银屑、白垩、铜镜鼻、胡粉铅丹、卤咸（入酒）、石灰（入酒）、藜灰。

以上石类十七种。

野葛、狼毒、毒公、鬼臼、莽草、蒴藋（入酒）、巴豆、踯躅（入酒）、皂荚（入酒）、藋菌、藜芦、茵茹、贯众（入酒）、芫黄、雷丸、狼牙、鸢尾、蒺藜（入酒）、女菀、葈耳、紫葳（入酒）、薇衔（入酒）、白及、牡蒙、飞廉、蛇衔、占斯、辛夷、石楠（入酒）、楝实、虎杖（入酒单渍）、虎掌、蓄根、羊桃（入酒）、麻勃、苦瓠、瓜蒂、陟厘、狼跋子（入酒）、云实、槐子（入酒）、地肤子、蛇床子（入酒）、青葙子、茺蔚子、王不留行、菥蓂子、菟丝子（入酒）。

以上草木之类四十八种。

蜂子、蜜蜡、白马茎、狗阴、雀卵、鸡子、雄鹊、伏翼、鼠妇、樗鸡、萤火、蠮螉、僵蚕、蜈蚣、蜥蜴、斑蝥、芫青、亭长、蛇胆、虻虫、䗪虫、蝼蛄、马刀、赭魁、蛤蟆、猬皮、生鼠、生龟（入酒）、蜗牛、各种鸟兽（入酒），各种虫鱼的油脂、骨、髓、胆、血、屎、溺。

以上虫兽之类二十九种。

在古代，秤只有铢和两，没有分的说法，神农氏时，十黍为一铢，六铢为一分，四分为一两，十六两为一斤。吴时二两为一两，隋时三两为一两，现在则是四分为一两，这已经是约定俗成的了。医者中只要是说等分的，指的都是丸、散类药，铢两的多少是根据病人病情的轻重缓急所定的，因此并不确定在以上三种和五种铢两制的情况下都是分两相等。

只要是丸、散药方中说若干分两的，指的都是这一处方中各种药宜多宜少的分两比例，并不都是为了限定这若干分两。如果处方上要求一天服用三方寸匕，需要服到病愈为止，这是指三五两药。散药处方上说的刀圭，是指十分方寸匕之一，其标准是像梧桐子一样大。所谓"方寸匕"，是指做一个正方一寸的匕来抄取散药，以散药不往下落为标准；"钱匕"是指用一个大钱，上面抄满散药。如果说是半钱匕，则是用一个大钱的一半边来抄取散药，这里所说的钱都是五铢钱。"钱五匕"是指以现在的五铢钱边的五字位置来抄取散药，以散药不往下落为标准；"一撮"是指四刀圭。十撮为一勺，两勺为一合。如果用"升"来分药，表示所用的药有虚实之分，因为这类药物的轻重不能用斤和两来衡量，因此就用"升"来作为标准。量取"升"的物品规格是方形的，上径一寸，下径六分，深八分，装散药的时候不能按压它，应将其放置端正，稍微地摆动，将散药调平就可以了。现在的人已经不使用这种方法来分药了。只要是说将丸药制成如同细麻大小的，指的是胡麻，不需要将丸药制成像胡麻那样扁扁的形状，只要与胡麻的大小大致相等就可以了。说如黍粟的，也是这个道理，十六黍为一个大豆。说如麻子的，指的就是现在的大麻子，三个细麻子那么大是最标准的。说如胡豆的，指的就是现在的青斑豆，两个大麻子那么大是最标准的。说如小豆的，就是指现在的赤小豆，赤小豆粒有大有小，三个大麻子那么大是最标准的。说如大豆的，是指两个赤小豆那么大。说如梧桐

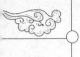

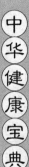

子的，两个大豆那么大是最标准的。一方寸匕散药加上蜜调和，应该就会得到十丸像梧桐子一样大的药丸，这是规则。说如弹丸及如鸡子黄的，十个梧桐子那么大是最标准的。

有的药方上说用巴豆若干枚，不管巴豆粒的大小，都应该先去除其心和皮再称量，称量的标准为十六枚重一分。如果药方中用到附子、乌头若干枚，应该去除皮之后，以一枚重半两为标准来称量。如果药方中用枳实若干枚，应该去瓤后以二枚重一分为标准来称量。橘皮以三枚重一分为标准来称量。因为枣有大有小，所以以三枚重一两为标准来称量。"干姜一累"是指以半两为标准，《本草》说以一两为标准。

只要是药方上说用半夏一升的，都以洗后称的重量是五两为标准。药方上说椒一升的，是以三两为标准。药方上说吴茱萸一升的，是以五两为标准。药方上说菟丝子一升的，是以九两为标准。药方上说庵蔺子一升的，是以四两为标准。药方上说蛇床子一升的，是以三两半为标准。药方上说地肤子一升的，是以四两为标准。这些都是它们的不同之处。药方上说某某子一升的，这是指某某子有虚与实的差别，用量的多少不能全都以秤来衡量，应该以平升为标准。

只要是药方上说用桂一尺的，都应该以削去皮之后称重半两为标准。药方上说甘草一尺的，是以重二两为标准。药方上说某某草一束的，是以重三两为标准。药方上说一把的，是以重二两为标准。

只要是药方上说用蜜一斤的，是指七合。药方上说猪油一斤的，是指一升二合。

只要是汤、酒、膏类的药，旧的处方上都说"㕮咀"，是指称完后捣成像大豆一样大小的丸粒，最后再吹去细末，其实这是一种不恰当的做法。有的药物很容易捣碎，有的药物很难捣碎，有的药物细末较多，有的药物细末较少，这样一来称量就不均平。现在都是全部切细，使其比较起来大致就像"㕮咀"，这样就可以不用细末而用粒或片来调和。只要是药方上说研成细末的，都应该按照旧法捣和筛。

只要是丸药和散药，都应该先将药材切细，暴晒后使其燥热，然后再捣碎。捣的方法也不同，有的需要分开捣，有的需要混合捣，不管是哪种捣法都应该按照处方上说的去做。那些润湿药，如天门冬、干地黄之类，都应该切细后暴晒，干燥后单独捣，并且还要捣得特别碎，然后再取出来细细地削分，再暴晒干。如果遇到阴雨天，可以先用微火烘烤，待烤到完全干燥后，稍作停顿，等其完全冷却后再捣。由于湿药干燥后都消耗很大，因此，医生在使用时应该增加用量，得到细屑后再称量，这样才会得到最准确的重量。汤药与酒中药则不需要这样。

只要是筛丸药，要选用双层致密的绢来筛，这样药物才能筛得非常细，蜜丸就容易熟。如果筛散药和草药，可以使用细绢，这样置入酒中服用时就不会和泥。石药也要用细绢筛，制法同药丸一样。

只要筛丸、散药制作完毕，都应该将其再倒入臼中，用杵捣上几百遍，当药物的颜色与纹理可以调合为一体时就行了。

只要是熬制汤药都要用微火，使其慢慢沸腾，水的多少要根据处方上的规定。其标准为约二十两药用一斗水来熬取四升药汁。都要去渣，然后斟酌用量。不过通利的汤药要想生用，必须少加水多取汁，因为需要使患者很快地通利，所以要少加水而多取汁；进补的汤药要想熟用，就应该多加水而少取汁，因为这类疾病需要补益，所以需要多加水而少取汁。因此这就需要仔细地观察，水不能太多也不能太少。汤药煮熟后，需要两个人用新布和尺木来绞，去渣。如果分二服三服，那么第二、三服最好用纸覆盖严密，不要让它泄气。服用时，用铜器在热水中将它温热，过程中不要让铜器中有水汽。

只要是浸泡药酒，所有的药物都必须切细，用生绢袋盛装，然后加入酒中密封，浸泡的天数要根据寒暑季节来确定，当其变得浓烈时就可以拿出来，不需要等到酒尽。可将其药渣暴晒，待到干燥后微捣，再浸泡用来饮用，也可以将其制成散药来服用。

只要是建中、肾沥等各种滋补类的汤药的药渣都要一起加水煮到干，患者饮用后，相当于一剂新药，贫穷人家一般会采用这个方法，不管怎样使用，都应该先暴晒使其干燥。

只要是制作膏剂，要先用苦酒浸泡，不用太多汁液，只要能将其全部淹没即可，然后严密覆盖，千万不要使其泄气。药方上的"晬时"是一周时的意思，就是从当天早上到明天早上，也可认为是浸泡一晚上。熬制膏药时最重要的是掌握火候，使其沸腾三次，以此来泄散其中的热量，使药味完全出来，沸腾而上时应使其周围都沸腾，然后降下来，沸腾后静止一段时间才能停下，让它有点儿生也没关系。如果制作膏的药材中用到了蘑

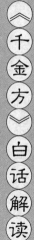

白，以两头稍微焦黄为标准；如果用到了白芷、附子，也以稍稍有黄色为标准。如果用到了猪脂，腊月的最好，一定不要使其沾水，绞膏时要用新布来绞。如果制作的膏是用来吃的，其渣也可以用酒熬后饮用。如果制作的膏是用来按摩的，那么其渣可敷在患处，这样可以物尽其用。

只要是膏中有雄黄、朱砂之类，都应该将其单独捣碎研细如面粉一般，绞膏完毕后再将其投入其中，急速地搅动，直到凝固僵硬，千万不要让它沉淀在下面而调不匀。如果用到的药方中有水银，应该把水银放在凝膏中研磨，这样才能使它完全消散。如果药方中有胡粉的也应该这样做。

只要是捣药，应该先烧香、洒扫，让屋子与器具干净，捣药时不能大声喧哗，应该让药童来捣，一定要将药捣至细烂才可以。杵数可至千万杵，越多越好。

只要是合制肾气、薯蓣及各种大补五石、大麝香丸、金牙散、大酒煎膏等，合时与熬时的大忌是让妇女、小孩、产妇、丧孝期的人、有旧病的人、六根（眼、耳、鼻、舌、身、意）不全的人、鸡、犬、六畜等看见或接近。这是大忌，一定要慎重。对于那些续命汤、麻黄等各种小型汤药，不在禁忌之列。在以前，农家或街坊的百姓从市场上将药买回来以后，会随便从市场上雇一个人来捣药，由于这个人没有经验，所以在捣药时不会遵照法例，像石斛、菟丝子等难捣的药，需要花费很多工夫，雇来捣药的人就会背着主人偷偷把药倒掉。捣药的时候尘土进入药中，筛药时只是简单用粗布马虎了事，药末随风飘扬，众口来尝，众鼻来嗅，这样药的精气都被消尽了，这样筛出来的药与腐朽的木头没有什么区别。如果病人在服药时不能全部按照医生的方法，将药物服尽，身体反而会更加虚损，便诬蔑医生开的处方没有效果。像这样的事，不是医生的过失，而是病人的过错，病人应该深刻地反思。

服饵第八

如果用有毒性的药来治病，那么刚开始时只能用像黍粟那么少的量，一旦痊愈就必须立刻停止用药；如果疾病依然存在，可以加倍用药；如果仍然没有除去病邪，就用十倍的药，直到除去病邪为止。如果疾病在胸膈

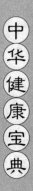

以上，应该先吃饭后服药；如果疾病在心腹以下，应该先服药再吃饭；如果疾病在四肢血脉，应该在早晨空腹时服药；如果疾病在骨髓，应该在夜间吃饱后服药。

只要是服用丸药、散药，药方上没有明确说明用酒，还是用水吞服，就可以通用。

只要是通利的汤药，病人凌晨时服用较好。服用汤药时，应该微热后再服用，这样人体容易吸收而不会呕吐。如果汤药过冷，病人就会喝不下，最后导致呕吐；如果汤药太热，就会损伤病人的咽喉，因此一定要用心留意。汤药必须澄清以后才能服用，如果在混浊的状态下服用，病人服用后就会心闷不解。服药后，不能立刻再次服用，应该间隔步行十里路那么长的时间再服，如果短时间内服太多的药，前面的汤药还没有消化，后面的汤药又来刺激，病人就会吐逆。所以要等到病人腹中的药已经消化后，才可以再次服用。

只要是服用汤药，大致分为三服，取三升，在病人饮食之气充盛的时候服药。第一次用的量最多，第二次逐渐减少，最后一次服用的量最少，这是稳妥的服用方法。因为病人后来气力渐渐微弱，所以汤药就要逐渐减少。如果服用进补的汤药，可以服三升半，白天三次夜间一次，其间应饮食，这样汤药之气才能灌溉百脉，发挥药力。只要是服用汤药，不能太慢也不能太急。服用完之后还要左右仰覆而卧各一顿饭的时间，这样汤药的药力才能行遍腹中。除此之外，还要在屋中行走，以上几种情况下，可以走一百步左右，一整天不外出最好。

只要是服用汤药，三天之内不要喝酒，因为汤药忌酒。如果服用治疗风证的汤药，吃完第一服之后要盖上厚厚的被子来发汗。如果有汗出，就要换成薄被子，不要让病人出太多汗。服药期间必须饮食，不然的话病人会浑身无力，最后变得无比虚弱。

只要是丸药，都像梧桐子一样大，滋补的丸药从十丸起服，随后的每一服都要渐渐增加，最多为四十丸，太多也会损害人的身体。药方上说一天服用三次，是想让药力贯透整天，中间不断缺，药气渐渐进入身体，熏蒸五脏，时间一长，疾病自然也就痊愈了。服药时不需要追求猛和快，越早服完越好的想法是错误的，那样只会浪费名贵的药材，但是所获益处极少。四十岁以下的人，有病可以服用泻药，这个年纪还不是很需要服用补药，但是那些确实有所缺损的人除外。四十岁以上的人，有病不能服用泻药而需要服用补药。五十岁以上的人，一年四季都不要缺补药。这样才可以延年益寿，才是真正的养生之法。补药的处方全在第二十七卷中。《素问》说：如果病人患的是实证就用泻法，如果病人患的是虚证就用补法，如果病人既不是虚证也不是实证就通过经脉来调理，这是最常用的治疗方法。只要是脏腑有积聚病的患者，不管年少还是年长，需要泻就得泻；只要是有虚损的患者，不管年幼还是年长，需要补就得补，医生用心衡量后可采用不同的治疗方法。

只要是服用治疗痔漏、痔疽等药的期间，不要吃猪肉、鸡肉、鱼肉、油之类，痊愈以后才可以吃。

只要是服用泻药，要以不超过通利效果为标准，千万不要服得太多。如果服用太多，会使病人一直下泻，严重损害病人的身体。

只要是各种恶疮病，痊愈后一定要忌口一百天，否则疮会复发。

只要是服用药酒，一定要使酒气相连而不间断，酒气一旦间断，身体就得不到药力了。以患者服用后身体的感觉来决定药酒的多或少，不能喝到醉或者吐的程度，不然会严重损伤病人的身体。

只要是服药期间，都要拒绝生冷以及醋类、滑利的食物，还有猪肉、狗肉、鸡肉、鱼肉、油、面、蒜及果实等。如果服用大补丸散，忌食陈臭宿滞的食物；如果服用的药物中有空青，忌食生血物；其中有天门冬，忌食鲤鱼；其中有白术，忌食桃李及雀肉、胡荽、大蒜、青鱼鲊等；其中有地黄，忌食芜荑；其中有甘草，忌食菘菜、海藻；其中有细辛，忌食生菜；其中有菟丝子，忌食兔肉；其中有牛膝，忌食牛肉；其中有黄连、桔梗，忌食猪肉；其中有牡丹，忌食胡荽；其中有藜芦，忌食狸肉；其中有半夏、菖蒲，忌食饴糖及羊肉；其中有恒山、桂心，忌食生葱、生菜；其中有商陆，忌食犬肉；其中有茯苓，忌食醋物；其中有柏子仁，忌食湿面；其中有巴豆，忌食芦笋羹及猪肉；其中有鳖甲，忌食苋菜。

只要是服药期间，忌讳见到死尸或者接触产妇秽污，也要忌发怒、忧愁、劳损。

只要是服用汤药期间，必须吃完全煮熟的粥食、肉和菜。因为熟食不仅容易消化，还与药性相对应；吃生食不仅难以消化，还会削减药力。除此之外，患者还要少吃菜及硬的食物，这样有利于药物发挥疗效。同时，也要少吃盐、醋，忌愁苦、喜怒、劳累、行房事。要想服用的汤药发挥最大药力，只有适度调整饮食才有好处。所以病人一定要调理、节制、谨慎，做到最佳，可以长寿，这已经不是简单地治病了。

只要是服用泻痢的汤药以及各种丸、散、酒药等，如果到了吃饭的时间，最好的方法是先给病人一口冷醋饭，然后再进食。

只要是病人忽然发作风病，出现身心顿恶，不能说话的症状，应该服用大、小续命汤及西州续命、排风、越婢等汤药来治疗。在无风的密室中居住，一天一夜共服四至五次药，不计剂数的多少，也不用担心病人的身体是否虚弱，应经常使病人的头、脸、手、足、腹、背不停地出汗才是最好的。至于服汤药的时间，应该遵循汤药消化后就吃粥，粥消化后再服汤药的原则，也可以稍微吃一些羊肉做成的肉羹进补一下。服用汤药以后，如果病人的风病还是比较严重，就需要五天五夜连续不断地服用汤药，然后停两天汤药，用羊肉羹来补身体，调养四肢。一旦病情稍有好转，就要立刻停药，然后慢慢调养；如果病情一直不见好转，应该再服汤药来攻病邪，直到疾病痊愈。

只要是患风病的患者，服用汤药后一定要出大汗，否则风病是不会痊愈的，所以治疗风病的各种处方中都有麻黄。西州续命汤中用了八两麻黄，越婢汤中用了六两麻黄，大、小续命汤中有的用一两麻黄，有的用三两麻黄，有的用四两麻黄。因为如果不出汗就不会病愈，所以治风病，必须在密室中服用汤药，否则只是耽误时间，加重患者的病情。

只要是五十岁以上身体特别虚弱的人，如果服用三石就可以痊愈，千万不要服用五石。一年四季中应该经常在凌晨服用一二升药，要暖饮，并且终身不能间断，服药时忌食蒜、油、猪肉、鸡肉、鱼肉、鹅肉、鸭肉、牛肉、马肉等，坚持下来，自然就没病了。

药藏第九

有积蓄时不要忘了一无所有的时候，安居乐业的时候不要忘了岌岌可危的时候，这是圣贤者的教诲；仁慈的人会想着将人民从疾苦中解救出来，体恤民众的隐衷。所以神农氏汇集了百药，黄帝纂录了《针经》，都预备了治病的常用方法。更何况人的疾病大多是忽然发作的，并没有事先约定好。有一天突然得了病，又怎么知道救治的方法呢？所以希望大家平时可以贮藏一些药物，以备不时之需。这便是做的事情虽然微不足道，但能发挥很大作用的道理。那些世代承袭俸禄的富人，有的爱养马，家里便贮存了几十斤马药，却没有储备一锱铢人用的药物，难道不会感到惭愧吗？以畜为贵而以身为贱，确实可羞。"伤人乎，不问马"这句话又哪里用得上呢？有些人因公私事务不得不远行边疆，那里都是不毛之地，又怎么会出产药物呢？如果遇到了瘴疠，而自己又没有准备用来救治的药物，那就只能等待死亡了。这是自己造成的后果，不能算是枉死。以前不用心保护自己，某一天早上忽然遇到了这种情况，那时再后悔就晚了啊！所以我在此编写一章药藏法，用来帮助世人防备疾患。

石药、灰土药、水药、根药、茎药、叶药、花药、皮药、子药、五谷、五果、五菜，各种兽的齿牙、骨角、蹄甲、皮毛、尿、屎等药，酥髓、乳酪、醍醐、石蜜、砂糖、饴糖、酒醋、胶曲、蘖豉等药。

将上面的药物按照时节收采并贮藏，用来做药的虫类小动物不用收采。

秤、斗、升、合、铁臼、木臼、绢罗、纱罗、马尾罗、刀砧、玉槌、瓷钵、大小铜铫、锴釜、铜铁匙等。

上面这些是制作上述药物时所需要的器具，应当极力准备。

上述的药物，都不要过多地暴晒。过多见风和阳光，药性就会大大减损耗竭。收藏药物的人们应该懂得这个道理。如果这些药物不是立即使用的，最好等到天气大晴时，在烈日下暴晒，使其完全干燥，用新瓦器贮藏，外面用泥土密封，用时再打开，但取完之后要立刻封上，不要让这些药沾染风湿之气。如果按照这个方法储存药物，就算是经过很多年，药物还会和新的一样。要想让丸、散类药物保持三十年不变质，就需要用瓷器贮藏，用蜜蜡封住，千万不要让其泄气。要想让杏仁及杏子等药物不受老鼠的破坏，就需要用瓦器贮藏。不管贮藏什么药物，都必须离地三四尺，这样就不会沾染上土湿之气了。

中华健康宝典

——《千金方》白话解读——

妇人方上卷

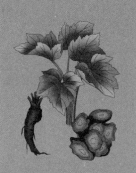

求子第一

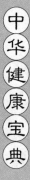

　　因为妇女有与其他人不同的特殊情况，如胎妊、生产、崩伤，所以对她们用的药也不同。正是这些原因，使得妇女的疾病比男性的疾病要难治许多倍。经中说：因为妇女众阴集于一身，所以经常与湿相联系，在十四岁以后，阴气会浮溢于外，再加上妇女容易忧愁烦心，这样就会伤及其内部的五脏六腑，外部就会有损容颜，而且妇女这个时候开始出现月经，如果前后时间交错，还会出现瘀血滞留、凝结，使中道断绝，妇女内中受到伤害，进而导致堕下，这样的情况就不详细述说了。但是，妇女的五脏虚实交错，恶血内漏，气脉就会因为受到损伤而枯竭，如果患者饮食不节制，那就不只受到一种损伤。如果患者的疮痍还没有痊愈就行房事，或者患者在悬厕上大小便，风就会从阴部吹入，这样就会形成十二种痼疾，所以妇女应该有特殊的处方。如果是因为四时的节气、虚实冷热而形成的疾病，那么其治疗方法应该与男子的相同；如果是怀孕的时候所患的病，就应该避免使用损害胎气的药。其余的一些杂病与男子基本相同，关于这些疾病的治疗，在各卷中都有记载，可以从中有所了解。但是，因为女人的嗜欲比男子要多，所以感染疾病的概率自然也比男子大，再加上难以控制的爱恋、憎恨、嫉妒、愤怒、忧郁等情绪，病根也就比较深，就算是治疗也很难痊愈。所以，懂得养生之道的人，需要让女子好好地学习这三卷《妇人方》，这样她们就会懂得，就算是在非常紧急的情况下，也不要担忧恐慌。

　　人的本性都是希望自己拥有贤德的名声并且远离疾病，但是对于学问，人们往往随性而来，在事业上自甘堕落，不肯一心一意地探求真理，以至于虚度光阴，并且没有获得任何好处。至于结婚生子，既是人伦，也是国家教化的基础，圣人的教义中已经将这些解释得非常清楚了。后人仍然不知道其中的道理，一旦遇到了紧急的事情，就头脑昏昏，所作所为非常愚蠢，这就是那些只希望自己拥有贤德名声和健康身体的人的过错了，只能徒有虚名，终究没有什么用处。下面叙述了一些生子方法，可为后人提供一些帮助，与此情况相同的人，也可以使用。

白薇丸

【功　效】　主治妇人不孕。

【配　方】　白薇、细辛、防风、人参、秦椒、白蔹（一云白芷）、桂心、牛膝、秦艽、芜荑、沙参、芍药、五味子、白僵蚕、牡丹、蛴螬（各一两），干漆、柏子仁、干姜、卷柏、附子、芎䓖（各二十铢），桃仁、紫石英（各一两半），钟乳、干地黄、白石英（各二两），鼠妇（半两），水蛭、虻虫（各十五枚），吴茱萸（十八铢），麻布叩腹头（一尺，烧）。

【制用法】　将上面的三十二味药材研为粉末，用蜂蜜调制成像梧桐子一样大小的药丸，一天两次，每次用酒服下十五丸，可慢慢加至三十丸，若有效果就会感觉病情有所缓解，若稍有不适，立即停服。

大黄丸

【功　效】　主治各类带下病所导致的不孕，服用该药十天，妇人便会下血；服用二十天，妇人就会排下长虫并且阴部流出清黄汁；服用三十天，妇人的病症就会消除；服用五十天，妇人就会增肥变白。

【配　方】　大黄（破如米豆，熬令黑）、柴胡、朴硝、干姜（各一升），芎䓖（五两），蜀椒（二两），茯苓（如鸡子大，一枚）。

【制用法】　将上面的七味药材研为粉末，用蜂蜜调制成像梧桐子一样大小的药丸，刚开始时，用米汤送服七丸，然后加至十丸，直到病情有所好转，五天以后再开始减量。

吉祥丸

【功　效】　主治女子多年不孕。

【配　方】　天麻、柳絮、牡丹、茯苓、干地黄、桂心（各一两），五味子、桃花、白术、芎藭（各二两），桃仁（一百枚），菟丝子、楮实子、覆盆子（各一升）。

【制用法】　将上面的十四味药材研为粉末，用蜂蜜调制成像豆子一样大小的药丸，一天两次，分别在中午和晚上空腹用酒送服五丸。

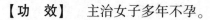

妊娠恶阻第二

　　怎样才能知道妇女是否有怀孕的脉象呢？从妇女平而虚的脉象中就可以分辨出来。经中说：当妇女阴阳两部位的脉搏有明显的差别时，就是妇女怀孕的脉象，又叫作有子。这是血气和调，男女精气相结合所形成的。如果妇人的少阴脉搏动非常剧烈，那么这就是怀孕的征象。这是因为少阴脉属心，而心主血脉。肾又叫作胞门、子户，胞门是指子宫颈口，子户是指妇女的前阴部，医生从妇女的尺中脉中就可判断肾象。如果尺中的脉象按起来没有断绝，那么就是怀孕的脉象；如果妇女三部脉的脉象沉浮相等，并且按起来没有断绝，那么也是怀孕的脉象。

　　妇女怀孕初期，其寸部的脉象非常微弱，一呼一吸心跳五次；妇女怀孕三个月时，其尺部脉象会增强；妇女怀孕四个月时，就可以知道怀的是男孩还是女孩。一种说法认为，如果孕妇的左手脉象急促，怀的就是男孩；如果孕妇的右手脉象急促，怀的就是女孩；如果孕妇的左手和右手的脉象都急促，那么可能怀的是双胞胎。另外一种说法认为，如果孕妇的左手脉象沉而实，怀的就是男孩；如果孕妇的右手脉象浮而大，怀的就是女孩；如果孕妇的左手和右手的脉象都沉而实，怀的就是双胞胎男孩；如果孕妇的左手和右手脉象都浮而大，怀的就是双胞胎女孩。就尺部脉象而言，如果孕妇的左手脉象较大，怀的就是男孩；如果孕妇的右手脉象较大，怀的就是女孩；如果孕妇的左手和右手脉象都大，怀的就是双胞胎。脉象大与脉象实的情况是一样的。还有一种说法认为，也是就尺部脉象而言，如果孕妇的左手脉象浮而大，怀的就是男孩；如果孕妇的右手脉象沉而细，怀的就是女孩；如果孕妇的脉象来了又断绝，那是月经不调的问题。另有一种说法认为，如果孕妇的左手和右手尺部脉象都浮，就会生下两个男孩，或者是两个女孩；如果孕妇的左手和右手尺部脉象都沉，就会生下两个女孩，或者是两个男孩。也有一种说法认为，如果医生诊脉时能诊得太阴脉，那么就会生下男孩；如果能诊得太阳脉，那么就会生下女孩。太阴脉的脉象沉，太阳脉的脉象浮。另有一种说法认为，让孕妇面向南行走，有人在她背后很远的地方喊她，如果孕妇从左边回过头来，怀的就是男孩；如果孕妇从右边回过头来，怀的就是女孩。还有一种说法认为，妇女在怀孕时，如果她的丈夫左边乳房有核，怀的就是男孩；如果右边乳房有核，怀的就是女孩。

　　孕妇临近生产时，其脉象会和平常不一样，如果表现为浮脉且腹痛引起腰脊疼痛，那么当天就有可能生产。如果只是脉象与平常不同，就表示一切正常。有一种说法认为，孩子在快出生时，孕妇的脉象与平时不一样，如果孕妇半夜觉得腹痛，那么孩子第二天正午就会出生。

　　身体羸弱，血气不足，肾气虚弱，或者迎风喝冷水过度，心下有痰水的孕妇，在快要怀孕时经常患有阻病。这里说的快要怀孕，指的是妇人的月经正常，面色、肌肤和平常一样，脉理顺时平和但全身沉重，昏昏沉沉，食欲不振，但是又不知道哪里患病了，这就是快要怀孕的症状。如果出现了这种情况，两个月后月经就不会再来了。这时就会开始结胎。妇人所患的阻病是指妇人心中烦闷不安，头重眼花，四肢沉重无力，无法工作，不喜欢闻食物的味道，只想吃咸、酸的果子，睡的时间多，起来的时间少。这种状况会维持三四个月以上，在这期间孕妇会呕吐剧烈，做不了任何事情。呕吐是由于经血闭塞，水积于五脏六腑，使得脏气不能宣泄，以至于心中烦乱不安，气血逆流所形成的；血脉不通，经络阻塞不畅就会造成四肢沉重无力，如果此时受了风就会头晕目眩。有这种症状的妇人，应该服用半夏茯苓汤，服用数剂后再服用茯苓丸，消除痰水后，妇人就有食欲了。一旦能够饮食，妇人的身体就会强壮，气血旺盛，身体就可以养胎了，母体也会非常健康。古往今来治疗阻病的处方有数十种，大多不问虚、实、冷、热、年长、年少，就算是差点儿病死的人，也能被这些处方救活。

千金方白话解读

半夏茯苓汤

【功　效】　主治妊娠阻病，心中烦闷，吐逆，厌恶食物气味，头昏重，四肢及全身关节疼痛沉重，多卧少起，恶寒，出汗多，面黄肌瘦。

【配　方】　半夏、生姜（各三十铢），干地黄、茯苓（各十八铢），橘皮、旋覆花、细辛、人参、芍药、芎劳、桔梗、甘草（各十二铢）。

【制用法】　将上面的十二味药材切碎，用一斗水煎煮，取三升药汁，分三次服用。如果患有阻病且一个月都没有好转，服药后有冷热失候，病变客热烦渴，口生疮等症状的患者，应去橘皮、细辛，加前胡、知母各十二铢。如果是遇冷下利的患者，则去干地黄，加桂心十二铢。如果是食量减少，胃中虚，生热，大便不通，小便赤少的患者，适宜加大黄十八铢，去地黄，加黄芩六铢。剩下的则根据方子服用，一剂之后，根据气力、冷热情况来调整处方，再服用一剂调整后的处方，紧接着便服用茯苓丸，吃了之后患者能够饮食，那么身体就能够强健了。忌食生冷、醋滑、油腻之物及菘菜、海藻。

橘皮汤

【功　效】　主治孕妇呕吐，食欲不振。

【配　方】　橘皮、竹茹、人参、白术（各十八铢），生姜（一两），厚朴（十二铢）。

【制用法】　将上面的六味药材切碎，用七升水煎煮，取二升半药汁，分三次服用。

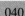

养胎第三

　　过去常说只要是怀孕三个月，胎儿就会随着事物而发生变化。因为这个时候，胎儿的禀质还没有定下来，所以怀孕三个月时，如果想要生一个勇猛刚毅的孩子，可以去观看犀牛、大象、猛兽及珠玉、宝物等；如果想要生一个贤人君子、盛德大师一样的孩子，可以去观看礼乐的钟鼓、古代宴客或祭祀用的礼器、军旅陈设等器物，还要焚烧名香，口中朗诵诗书及古今箴言。应该选择简单、宁静的居住地，并且不能吃割得不均匀的肉，不能坐摆得不端正的宴席。闲下来的时候弹琴瑟，调心神，平和性情，修身养性，节制嗜欲，凡事清净，这样才会生下各方面都好的孩子，不但长寿、忠诚、孝顺，而且仁义聪慧，不染病痛。这就是所谓的"文王胎教"。

　　孩子在胎儿期间，因为不满月份，阴阳未俱，五脏六腑及骨节都没有完全形成，所以妇人从怀孕开始一直到即将分娩，其饮食起居都要有所禁忌。如果妇人在怀孕期间吃羊肝，那么生下的孩子就会厄运连连。如果妇人怀孕期间吃山羊肉，那么生下的孩子就会很容易生病。如果妇人怀孕期间吃驴马肉，那么孩子就会延长月份出生。如果妇人怀孕期间吃骡肉，那么孕妇就会难产。如果妇人在怀孕期间吃兔肉、狗肉，那么生下的孩子就会聋哑或者有兔唇。如果妇人在怀孕期间吃鸡蛋或干鲤鱼，那么生下的孩子日后很容易生疮。如果妇人在怀孕期间吃鸡肉、糯米，那么生下的孩子日后就会长寸白虫。如果妇人在怀孕期间吃桑葚、鸭子，那么孩子就会倒着出生，日后也会体质虚寒。如果妇人在怀孕期间吃雀肉和豆酱，那么生下的孩子脸上容易长黑斑。如果妇人在怀孕期间吃雀肉、饮酒，那么孩子日后会心性淫乱，不知羞耻。如果妇人怀孕期间吃鳖，那么生下的孩子脖子可能会很短。如果妇人在怀孕期间吃冰浆，就有可能导致绝胎。

补胎汤

【功　效】　如果怀孕一个月时曾有所损伤，应该预服此方。

【配　方】　细辛（一两），干地黄、白术（各三两），生姜（四两），大

千金方白话解读

麦、吴茱萸（各五合），乌梅（一升），防风（二两）。

【制用法】　将上面的八味药材切碎，用七升水煎煮，取二升半药汁，饭前分三次服用。体内寒多的妇人，倍用细辛和吴茱萸；体内热，多口渴的妇人，去除细辛和吴茱萸，加栝楼根二两；心绪不宁的妇人，去除大麦，加柏子仁三合。也有方子加人参一两。

黄连汤

【功　效】　如果怀孕两个月时曾有所损伤，应该预服此方。

【配　方】　黄连、人参（各一两），吴茱萸（五合），生姜（三两），生地黄（五两，一方用阿胶）。

【制用法】　将上面的五味药材切碎，用七升醋浆煎煮，取三升药汁，分四次服用，白天三次，夜间一次，连续服用十天。如果感觉心神不安，则加一升乌梅。加乌梅的药不用浆，直接用水即可。也有方子用当归半两。

茯神汤

【功　效】　如果怀孕三个月时曾有所损伤，应该预服此方。

【配　方】　茯神、丹参、龙骨（各一两），阿胶、当归、甘草、人参（各二两），大枣（二十一枚），赤小豆（二十一粒）。

【制用法】　将上面的九味药材切碎，用一斗醋浆煎煮，取三升药汁，分四次服用，饭前服，七天后再服一剂。腰痛者，加桑寄生二两。

调中汤

【功　效】　如果怀孕四个月时曾有所损伤，应该预服此方。

【配　方】　白芍药、生姜（各四两），厚朴、枳实、生李根白皮、白术、柴胡（各三两），续断、芎䓖、甘草（各一两），当归（一两半），乌梅（一升）。

【制用法】　将上面的十二味药材切碎，用一斗水煎煮，取三升药汁，分四次服用，白天三次，夜间一次，八天后再服用一剂。

安中汤

【功　效】　如果怀孕五个月时曾有所损伤，应该预服此方。

【配　方】　黄芩（一两），当归、芎劳、人参、干地黄（各二两），甘草、芍药（各三两），生姜（六两），麦门冬（一升），五味子、大麻仁（各五合），大枣（三十五枚）。

【制用法】　将上面的十二味药材切碎，用七升水、五升清酒煎煮，取三升半药汁，分四次服用，白天三次，夜间一次，七天后再服一剂。

柴胡汤

【功　效】　如果怀孕六个月时曾有所损伤，应该预服此方。

【配　方】　柴胡（四两），白术、芍药（一方作紫葳）、甘草、芎劳、麦门冬（各二两），苁蓉（一两），干地黄（五两），大枣（三十枚），生姜（六两）。

【制用法】　将上面的十味药材切碎，用一斗水煎煮，取三升药汁，分四次服用，白天三次，夜间一次。在此期间食用一些稠粥，忌食生冷、坚硬的食物，七天后再服一剂。

杏仁汤

【功　效】　如果怀孕七个月时曾有所损伤，应该预服此方。

【配　方】　杏仁、甘草（各二两），紫菀（一两），钟乳、干姜（各二两），麦门冬、吴茱萸（各一升），粳米、五味子（各五合）。

【制用法】　将上面的九味药材切碎，用八升水煎煮，取三升半药汁，分四次服用，白天三次，夜间一次，中间进食，七日后再服用

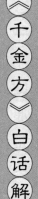

一剂。也有方子用白鸡一只，煮汁煎药。

葵子汤

【功　效】如果怀孕八个月时曾有所损伤，应该预服此方。
【配　方】葵子（二升），甘草、厚朴（各二两），白术、柴胡（各三两），芍药（四两），生姜（六两），大枣（二十枚）。
【制用法】将上面的八味药材切碎，用九升水煎煮，取三升药汁，分三次服用，一天三次，十天后再服用一剂。也有方子用乌雌鸡一只，煮水以煎药。

妊娠诸病第四

葱白汤

【功　效】主治妊娠胎动不安，腹痛。
【配　方】葱白（切，一升），阿胶（二两），当归、续断、芎䓖（各三两）。
【制用法】将上面的五味药材切碎，用一斗水、银六七两煎煮，取七升药汁，去银，将上药再次煎煮，取二升半药汁，然后放入阿胶使其烊化，分三次服用，没有效果就再服一剂。

旋覆花汤

【功　效】主治妊娠六七个月，胎不安。
【配　方】旋覆花（一两），半夏、芍药、生姜（各二两），枳实、厚朴、白术、黄芩、茯苓（各三两）。
【制用法】将上面的九味药材切碎，用一斗水煎煮，取二升半药汁，分五次服用，白天三次，夜间两次，饭前服。

鲤鱼汤

【功　效】　主治孕妇妊娠期间腹部肿大，胎水肿满。

【配　方】　鲤鱼（一条，重二斤），白术（五两），生姜、芍药、当归（各三两），茯苓（四两）。

【制用法】　将上面的六味药材切碎，用水一斗二升将鱼煮熟，然后澄清，取八升汁，放入其他药再进行煎煮，取三升药汁，分五次服用。

产难第五

孕妇虽然属于秽恶的人，但是在生产前，阵痛发作即将生产时，或者是正在生产的时候，都不能让家中有丧事的人前来观看，否则会导致产妇难产。如果产妇已经分娩，那么秽恶之气有可能会伤害婴儿。

妇人在生产的时候，最忌讳有很多人围观，只需要两三个人在旁边静静地等待就可以了，分娩之后才可以告诉其他人。妇人在生产时只要是有很多人围观的，基本上没有不难产的。

所以产妇在生产时，最重要的是不匆忙、不急迫、不紧张。旁边的人也要特别平静，不要催促，也不要预言快慢，忧愁烦闷，否则就会导致产妇难产。如果孕妇腹内疼痛，眼冒金星，这是胎儿在肚中回转的现象，而不是要出生了。胎儿出生以后，包括孩子母亲在内的所有人都不要问是男孩还是女孩。孩子刚刚落地，要让他吞下五口新汲的井水，不要给他暖而烫的东西，也不要让母亲看见污秽的东西。

只要是产妇都不要吃过热的药和饭，这是妇人的产后饮食常识，饮食的温度应该与人的肌肤温度差不多。

治疗妇人难产，或者半生，或者胎衣不下，或者胎死腹中，或者胎儿靠着脊背的一方，甚至几天都产不下来，血气上抢心下，母亲脸上没有任何血色，气欲断绝的处方：

成煎猪膏、白蜜各一升，醇酒二升。

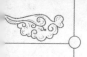

将上面的三味药材一起煎煮，取二升药汁，分成两次服用，两次不能服完的，可以随其所能而服下。如果治疗妇人产后恶血不除，上抢心痛，烦急，可用地黄汁代替醇酒。

治疗难产多日，气力用尽，仍然不能生产，这是有宿疾时用的药方：

赤小豆二升，阿胶二两。

先用九升水煮赤小豆，直至其熟透，去渣，然后加入阿胶使其烊化，每次服用五合，直至没有感觉则停止服用，连续服用不超过三服，胎儿便可娩出。

治疗难产及月份不足而生产的处方：

取知母一两研成末，用蜂蜜调制成像兔屎一样大小的药丸，先服用一丸，如果疼痛感没有停止，就再服一丸。

治难产方：

吞下皂荚子两枚。

治疗难产：

可用针刺两肩井穴，针入一寸，泻后，一会儿就会分娩。

治产后血晕方：

取半夏一两，将其捣碎过筛后制成散药。制成大豆一样大小的药丸，放入鼻孔中就能痊愈。这是扁鹊的治疗方法。

子死腹中第六

如果妇人在生产时遇到难产，可通过以下几点来判断生死情况：如果母亲的脸色发红、舌头发青，那么孩子将死母亲能救活；如果母亲嘴唇发青、口中有唾沫流出，那么母子都会死亡；如果母亲的脸色发青、舌头发红、口中有唾沫流出，母亲将死但孩子能够救活。

治疗胎动以及生产困难，孩子死在腹中，或者怀了一死一生的双胞胎，让死胎产出，活胎平安，可以使用该方：

蟹爪一升，甘草二尺，阿胶三两。

将上面的三味药材捣碎，用一斗东流水先煮前两味，取三升，去渣，加入阿胶使其烊化，一次服完。如果一次不能服完，可以分两次服用。如果人太疲倦，浑身无力，可掰开她的嘴巴把药灌下，只要能把药灌进肚子里，人就能救活。

治疗难产，孩子死于腹中的处方：

瞿麦一斤，用八升水煮取一升，服用一升，如果死胎还是没有娩出，就再服一升。

治疗胎儿死在腹中，胎儿的身体变得干燥并靠着母亲背部的处方：

葵子一两，阿胶五两。

将上面的两味药材用五升水煮取二升，一次服完，如果死胎没有出来，就再服一剂。

治疗怀孕还没有足月，胎儿忽然死亡不能分娩出来，母亲将死的处方：

用苦酒将大豆煮熟，将浓汁喝掉，一次一升，死胎立刻就会娩出，不能一次服完的，可分成两次服用。如果用醇酒煮大豆，也可以治疗积聚成瘕的疾病。

治疗怀孕期间得病必须去胎的处方：

将一枚鸡蛋和三指撮盐搅拌均匀，然后服下。

还可用此方：

将一升麦蘖研成粉末，然后用一升蜂蜜调和，服用完之后，死胎立刻就会娩出。

还可用此方：

大麦曲五升，酒一斗。

将上面的两味药材煎煮三沸，去渣，分五次服用。服完药后，当天晚上不要吃食物。

珍珠汤

【功　效】　主治胎死腹中。

【配　方】　熟珍珠（一两），榆白皮（切，一升）。

【制用法】　将上面的两味药材切碎，用三升苦酒煎煮，取一升药汁，一次服完，死胎立刻就能娩出。

千金方·白话解读

逆生第七

　　只要是遇到生产困难，婴儿横生、侧生、手足先出的情况，可以用锥子刺婴儿的手足一至二分，当婴儿感受到疼痛时就会收缩，自然就归顺了。

　　治逆生的处方：

　　将盐涂在婴儿足底，可以快速搔挠，并且在产妇的腹上涂盐按摩，就可以好转。

　　治逆生及横生，婴儿不出，手足先出的处方：

　　将两枚蝉壳研成细末，用三指拈一撮，温酒送服。

　　治纵横生不能产出的处方：

　　将菟丝子研成细末，然后用酒或米汤送服方寸匕的量，就能娩出。如果使用车前子，服用方法和上面的菟丝子相同。

　　治产时胎儿不顺，胎位异常，头趋向直肠、肛门的处方：

　　将盐熬热以后贴敷在母亲的腹部，胎位自然就会端正。

胞胎不出第八

牛膝汤

【功　　效】　主治产儿胞衣不出，令胞烂。

【配　　方】　牛膝、瞿麦（各一两），当归、通草（各一两半），滑石（二两，一方用桂心一两），葵子（半升）。

【制用法】　将上面的六味药材切碎，用九升水煎煮，取三升药汁，分三次服用。

下乳第九

钟乳汤

【功　效】　主治妇女产后乳无汁。

【配　方】　石钟乳、硝石（一方用滑石）、白石脂（各六铢），通草（十
二铢），桔梗（半两，切）。

【制用法】　将上面的五味药材切碎，用五升水煎煮，煎沸后取下，放冷
后再煎煮，这样重复三次，去渣，加入硝石使其烊化，取汁
分服。

漏芦汤

【功　效】　主治妇女产后乳无汁。

【配　方】　漏芦、通草（各二两），石钟乳（一两），黍米（一升）。

【制用法】　将上面的四味药材切碎，黍米用水浸泡一晚上，打碎磨细取
三升药汁，将其他药放入煎煮三沸，去渣，一天三次，当作
汤饮。

漏芦散

【功　效】　主治妇女产后乳无汁。

【配　方】　漏芦（半两），石钟乳、栝楼根（各一两），蛴螬（三合）。

【制用法】　将上面的四味药材切捣过筛制成散药，饭前用糖水服下方寸
匕的量，一天三次。

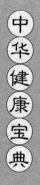

鲫鱼汤

【功　效】 下乳汁。

【配　方】 鲫鱼（长七寸），猪脂（半斤），漏芦、石钟乳（各八两）。

【制用法】 上面四味药，后三味切碎，鲫鱼不需要洗，用一斗二升清酒一起煎煮，鱼熟以后，绞拧去渣，药就成了，温度适宜时分五次服用，立刻会下乳汁。饮完后间隔一会儿再饮一次，这样药力才会相连。

——《千金方》白话解读——

妇人方中卷

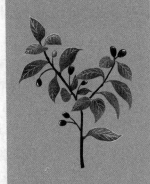

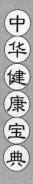

虚损第一

　　只要是女性，不只是在临产的时候，就算是在产后，都需要小心谨慎，因为那些威胁生命的疾病都在此刻侵入人体。就算在生产的时候没有遇到什么不适的症状，也不能随心所欲，没有任何禁忌。平时没有注意到的问题虽然非常细微，但是一旦染上疾病，就会对身体造成很严重的影响。这是为什么呢？因为妇女生产后一旦患上病，就很难根除。妇女生产以后，五脏虚弱，只能采取进补的治法，而不能轻易使用泻法。如果产妇此时患上了某种疾病，更不能用药性猛烈速效的药。服用后反而会使妇人的身体虚上加虚，致使妇人的五脏六腑更加虚弱，如此一来，挽救的机会就越来越小了。所以妇人在生产完的一百天以内，一定要对其关怀备至，防止妇人产生忧郁、恐惧的情绪，更不能随意地触犯禁忌，或者马上行房事。如果在这期间犯了禁忌，那么妇人的身体一定会反张强直，这是指病人的颈项、肢体挺直不能弯曲，就像角弓反张一样，叫作蓐风，这是犯禁忌后的一种症候。如果人的身体像反张的角弓一样僵直，那么此刻的生命就像是风中摇摆的火焰一样微弱。所有的女性都应好好思量。如果因为微小处不谨慎，求一时嬉笑而致病，一旦卧病在床，那时就连哭诉的地方也没有了。就算是花很多钱寻找良医，他也不一定能找到患病的原因。就算是找到了良医，但是已经没了性命，又有什么用呢？学医的人对于妇人所用的药方，一定要非常精熟了解，千万不能把这类药方当作平常的药方对待。产妇千万不要上厕所便溺，最好在屋内的盆里方便。

　　妇人生产后满一百天，才能与丈夫交合。否则的话，产妇终身都会身体虚弱，百病滋生，一定要小心警惕。

　　只要是妇女患有风气，脐下虚冷的疾病，基本上都是产后房事过早造成的。

　　如果妇人生产后七天以内，恶血还没有尽，一定不要喝汤，要等到脐下块状消散后，再喝羊肉汤。但是那些疼得厉害的产妇不包括在内。妇人产后休息调养两三天以后，可以服用泽兰丸，一直吃到满月的时候刚刚好。否则的话，妇人体内虚损就很难恢复了。身体极其消瘦很难挽救的产妇，服用五石泽兰丸。所有在产期的妇人，必须在生产七日以后服用泽兰丸补益，切记不能早服。

很多在夏季生产的妇人，因为吸取了太多的凉气而患上了风冷病，寒气在妇人的腹中积聚，最后滋生了很多疾病，一直到年老都无法治好。遇到这种情况的妇人，可用桃仁煎来治疗，产后满月就可以服用。妇人要想不患病，每到秋冬季节，就应该服上一两剂，如果能常年服用，效果会更好。

四顺理中丸

【功　效】　主治妇女产后脏虚。

【配　方】　甘草（二两），人参、白术、干姜（各一两）。

【制用法】　将上面的四味药材研为细末，用蜂蜜调制成梧桐子一样大小的药丸，服用十丸，逐渐增加至二十丸。可滋养产妇的脏气。

猪肾汤

【功　效】　主治蓐劳。

【配　方】　猪肾（一具，去脂，四破，无则用羊肾代），香豉（绵裹），白粳米、葱白（各一斗）。

【制用法】　将上面的四味药材用三斗水煎煮，取五升药汁，去渣，可视情况服用，如果没有痊愈就需要再次服用。

羊肉黄芪汤

【功　效】　主治妇女产后虚乏，补益气。

【配　方】　羊肉（三斤），黄芪（三两），大枣（三十枚），茯苓、甘草、当归、桂心、芍药、麦门冬、干地黄（各一两）。

【制用法】　将上面的十味药材切碎，加入二斗水煮羊肉，取一斗汤汁，将羊肉去掉，加入其他药材煎煮，取三升药汁，去渣，分三次服用，一天三次。

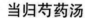
中
华
健
康
宝
典

当归芍药汤

【功　效】　主治妇女产后虚损，食欲不振。

【配　方】　当归（一两半），芍药、人参、桂心、生姜、干地黄、甘草（各一两），大枣（二十枚）。

【制用法】　将上面的八味药材切碎，用七升水煎煮，取三升药汁，去渣，分三次服用，一天三次。

杏仁汤

【功　效】　主治妇女产后气虚。

【配　方】　杏仁、橘皮、白前、人参（各三两），苏叶、半夏（各一升），桂心（四两），生姜（十两），麦门冬（一两）。

【制用法】　将上面的九味药材切碎，用一斗二升水煎煮，取三升半药汁，去渣，分五次服用。

猪膏煎

【功　效】　主治妇女产后体虚，寒热出汗。

【配　方】　猪膏、生姜汁、白蜜（各一升），清酒（五合）。

【制用法】　将上面的四味药材煎至调和，沸腾五次后制成膏，视情况用酒送服方寸匕的量，服用前在炭火上熬煮。

鲤鱼汤

【功　效】　主治妇人体虚，流汗不止，盗汗。

【配　方】　鲤鱼（二斤），葱白（切）、豉（各一升），干姜、桂心（各二两）。

【制用法】　将后面的四味药材切碎，用一斗水煮鲤鱼，取六升汁，去鱼，放入药材，取二升药汁用微火煎煮，去渣，分两次服用，出微汗说明已经痊愈。不要用生鱼。

虚烦第二

薤白汤

【功　效】　主治产后胸中烦热逆气。

【配　方】　薤白、半夏、甘草、人参、知母（各二两），石膏（四两），
　　　　　　栝楼根（三两），麦门冬（半升）。

【制用法】　将上面的八味药材切碎，用一斗三升水煎煮，取四升药汁，
　　　　　　去渣，分五次服用，白天三次，夜间二次。如果全身热得厉
　　　　　　害，则加石膏、知母各一两。

竹根汤

【功　效】　主治产后虚烦。

【配　方】　甘竹根（一斗五升），小麦（二升），大枣（二十枚），甘草
　　　　　　（一两），麦门冬（一升）。

【制用法】　将甘竹根切细，用两斗水煎煮，取七升药汁，去渣，加入小
　　　　　　麦、大枣，直到小麦煮熟，用水滚三四沸，加入甘草、麦门
　　　　　　冬，汤成之后去渣，每次服五合，若不见好则继续服用，直
　　　　　　到痊愈为止。短气者也可以服用。

知母汤

【功　效】　主治产后寒热交加，通身温壮，胸心烦闷。

【配　方】　知母（三两），芍药、黄芩（各二两），桂心、甘草（各一
　　　　　　两）。

【制用法】　将上面的五味药材切碎，用五升水煎煮，取二升半药汁，分
　　　　　　三次服用。也有方子不用桂心，加生地黄。

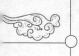

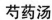
芍药汤

【功　效】　主治产后虚热头痛。

【配　方】　白芍药、干地黄、牡蛎（各五两），桂心（三两）。

【制用法】　将上面的四味药材切碎，用一斗水煎煮，取二升半药汁，去渣，分三次服用，一天三次。此汤药对人体没有损伤，无毒，也可以治疗腹中拘急痛。如果浑身发热，加黄芩二两。

中风第三

只要是产后身体硬直就像是角弓反张，以及患上各种风证的妇人，不能服用有毒性的药物，只适合单独服用一两味温性的药材，也不能出大汗。尤其禁止服用泻药和吐痢的药，妇人一旦服用就必死无疑。

大豆紫汤

【功　效】　主治产后的各种疾病及中风痉挛，症状为患者背部强直，不能说话，烦热口渴，头和身体沉重，身体发痒，严重者会呕逆直视，这都是由虚风冷湿、劳伤导致的。

【配　方】　大豆（五升），清酒（一斗）。

【制用法】　用铁锅加猛火炒大豆，直至极热，有焦烟冒出，用清酒浇大豆，去渣，每次服用一升，日夜服用数合，直到服用完，若出汗则说明已经痊愈。此药方一可以祛风，二可以消除瘀血。如果是妊娠伤折，胎死在腹中三日，服用此方便可痊愈。

甘草汤

【功　效】　主治产褥中风，症状为背部强直，无法转动，叫作风痉。

【配　方】　甘草、干地黄、麦门冬、麻黄（各二两），栝楼根、芎䓖、黄芩（各三两），杏仁（五十枚），葛根（半斤）。

【制用法】　将上面的九味药材切碎，用一斗五升水、五升酒先煮葛根，取八升药汁，去渣，放入其余药材进行煎煮，取三升药汁，去渣，分两次服用，若服用一剂不痊愈，便再服用一剂。

独活汤

【功　效】　主治产后中风，无法张口说话。
【配　方】　独活、生姜（各五两），防风、秦艽、桂心、白术、甘草、当归、附子（各二两），葛根（三两），防己（一两）。
【制用法】　将上面的十一味药材切碎，用一斗二升水煎煮，取三升药汁，去渣，分三次服用。

独活酒

【功　效】　主治产后中风。
【配　方】　独活（一斤），桂心（三两），秦艽（五两）。
【制用法】　将上面的三味药材切碎，用一斗半酒浸泡三天，先饮五合，然后逐渐加至一升，可随性服用，但不能多饮。

大豆汤

【功　效】　主治产后突然中风，发病时患者会晕倒、不省人事，以及妊娠挟风，产后各种疾病。
【配　方】　大豆（五升，炒令微焦），葛根、独活（各八两），防己（六两）。
【制用法】　将上面的四味药材切碎，取大豆，用一斗二升酒煎煮，取八升药汁，去渣，放入其余药材煎煮，取四升药汁，去渣，分六次服用，白天四次，夜间两次。

羊肉汤

【功　效】　主治产后中风，多年不孕，月经不利，时红时白，或者男子

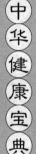

虚劳冷盛。

【配　方】　羊肉（二斤），成择大蒜（去皮，切）、香豉（各三升）。

【制用法】　将上面的三味药材用一斗三升水煎煮，取五升药汁，去渣，放入蜜酥一升，再次煎煮，取三升药汁，分三次温服。

葛根汤

【功　效】　主治产后中风，不能说话，痉挛，气息迫急，眩晕，困乏及产后各种疾病。

【配　方】　葛根、生姜（各六两），独活（四两），当归（三两），甘草、桂心、茯苓、石膏、人参、白术、芎䓖、防风（各二两）。

【制用法】　将上面的十二味药材切碎，用一斗二升水煎煮，取三升药汁，去渣，分三次服用，一天三次。

防风酒

【功　效】　主治产后中风。

【配　方】　防风、独活（各一斤），女萎、桂心（各二两），茵芋（一两），石斛（五两）。

【制用法】　将上面的六味药材切碎，用二斗酒浸泡三晚，最初服一合，逐渐加至三四合，一天三次。

心腹痛第四

蜀椒汤

【功　效】　主治产后心痛，多由受寒所致。

【配　方】　蜀椒（二合），芍药（一两），当归、半夏、甘草、桂心、人参、茯苓（各二两），蜜（一升），生姜汁（五合）。

【制用法】　将上面的十味药材切碎，用九升水将蜀椒煮沸，然后放入其他药材煎煮，取二升半药汁，去渣，放入姜汁、蜜煎煮，取三升药汁，每次服用五合，逐渐加至六合，忌冷食。

芍药汤

【功　效】　主治产后苦少腹痛。

【配　方】　芍药（六两），桂心、生姜（各三两），甘草（二两），胶饴（八两），大枣（十二枚）。

【制用法】　将上面的六味药材切碎，用七升水煎煮，取四升药汁，去渣，加入胶饴使其烊化，分三次服用，一天三次。

当归汤

【功　效】　主治妇人寒疝，虚劳不足及产后腹中绞痛。

【配　方】　芍药（《子母秘录》作甘草）、当归（各二两），生姜（五两），羊肉（一斤）。

【制用法】　将上面的四味药材切碎，将羊肉用八升水煮熟，用汤汁煎药，取三升药汁，温度适宜时每次服用七合，一天三次。

桃仁芍药汤

【功　效】　主治产后腹痛。

【配　方】　桃仁（半升），芍药、芎䓖、当归、干漆、桂心、甘草（各二两）。

【制用法】　将上面的七味药材切碎，用八升水煎煮，取三升药汁，分三次服用。

羊肉汤

【功　效】　主治产后身体大虚，上气腹痛，或有微风。

【配　方】　肥羊肉（二斤，如果没有，可以用獐鹿肉），茯苓、黄芪、干姜（各三两），甘草、独活、桂心、人参（各二两），麦门冬

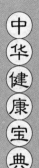

（七合），生地黄（五两），大枣（十二枚）。

【制用法】　将上面的十一味药材切碎，将肥羊肉用两斗水煮熟，取一斗汤汁，去肉，放入其他药材煎煮，取三升半药汁，去渣，分四次服用，白天三次，夜间一次。

恶露第五

干地黄汤

【功　效】　主治产后恶露不尽，能祛除多种疾病，可补益不足。

【配　方】　干地黄（三两），芎䓖、桂心、黄芪、当归（各二两），人参、防风、茯苓、细辛、芍药、甘草（各一两）。

【制用法】　将上面的十一味药材切碎，用一斗水煎煮，取三升药汁，去渣，分三次服用，白天两次，夜间一次。

桃仁汤

【功　效】　主治产后寒热交加，恶露不尽。

【配　方】　桃仁（五两），吴茱萸（二升），黄芪、当归、芍药（各三两），生姜、醍醐（百炼酥）、柴胡（各八两）。

【制用法】　将上面的八味药材切碎，用一斗酒、二升水一起煎煮，取三升药汁，去渣，适宜温度时饭前服用一升，一天三次。

泽兰汤

【功　效】　主治产后恶露不尽，小腹急痛，疼痛直至腰背，浑身无力。

【配　方】　泽兰、当归、生地黄（各二两），生姜（三两），甘草（一两半），芍药（一两），大枣（十枚）。

【制用法】　将上面的七味药材切碎，用九升水煎煮，取三升药汁，去渣，分三次服用，一天三次。服用后堕身欲死的症状即可消除。

甘草汤

【功　效】 主治产后余血不尽，上逆直冲心胸引起的手脚冰凉，唇干，腹胀，气短。

【配　方】 甘草、芍药、桂心、阿胶（各三两），大黄（四两）。

【制用法】 将上面的五味药材切碎，用一斗东流水煎煮，取三升药汁，去渣，加入阿胶使其烊化，分三次服用，第一次服用后，脸色就会变得红润有光泽，一天一夜将三升药汁服完，随后即下一二升恶血，立刻会痊愈。应像刚生产时那样调理。

大黄干漆汤

【功　效】 主治新产后有血，腹中切痛。

【配　方】 大黄、干漆、干地黄、桂心、干姜（各二两）。

【制用法】 将上面的五味药材切碎，用三升水、五升清酒煎煮，取三升药汁，去渣，温服一升，血即下。如果没有痊愈，第二天早上再服用一升，满三服，一定会痊愈。

下痢第六

胶蜡汤

【功　效】 主治产后三日之内下五色痢。

【配　方】 阿胶、黄柏（各一两），蜡（如簿棋三枚），当归（一两半），黄连（二两），陈廪米（一升）。

【制用法】 将上面的六味药材切碎，将米用八升水煎煮，冒出蟹眼一样大小的水泡即可，去米，放入其余药材进行煎煮，取二升药汁，去渣，放入阿胶和蜡使其烊化，分四次服用，一天服完。

当归汤

【功　效】　主治产后下痢赤白，腹痛。

【配　方】　当归、龙骨（各三两），干姜、白术（各二两），芎䓖（二两半），甘草、白艾（熟者）、附子（各一两）。

【制用法】　将上面的八味药材切碎，用六升水煎煮，取二升药汁，去渣，分三次服用，一天服完。

白头翁汤

【功　效】　主治产后下痢及身体虚弱。

【配　方】　白头翁、阿胶、秦皮、黄连、甘草（各二两），黄柏（三两）。

【制用法】　将上面的六味药材切碎，用七升水煎煮，取二升半药汁，去渣，放入阿胶使其烊化，分三次服用，一天三次。

淋渴第七

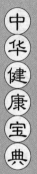
茅根汤

【功　效】　主治产后淋证。

【配　方】　白茅根（一斤），瞿麦、茯苓（各四两），地脉、人参（各二两），生姜（三两），桃胶、甘草（各一两），鲤鱼齿（一百枚）。

【制用法】　将上面的九味药材切碎，用一斗水煎煮，取二升半药汁，分三次服用。

滑石散

【功　效】　主治产后淋证。

【配　方】　滑石（五两），通草、车前子、葵子（各四两）。

【制用法】　将上面的四味药材切捣过筛取末，醋浆水送服方寸匕的量，其后慢慢加至二匕。

竹叶汤

【功　效】　主治产后虚渴，浑身无力。

【配　方】　竹叶（三升），生姜、半夏（各三两），大枣（十四枚），小麦（五合），甘草、茯苓、人参（各一两），麦门冬（五两）。

【制用法】　将上面的九味药材切碎，用九升水煎煮竹叶、小麦，取七升药汁，去渣，加入其余药材煎煮，取二升半药汁，一次服用五合，白天三次，夜间一次。

杂治第八

厚朴汤

【功　效】　主治妇女下焦劳冷，膀胱肾气损弱，白带与小便一起流出。

【配　方】　厚朴（如手大，长四寸），桂（一尺）。

【制用法】　将厚朴用五升酒煮两沸，去渣，将桂研成末，放入药汁中调和，空腹一晚，第二天清晨服用。

黄芩散

【功　效】　主治妇女子宫脱垂。

【配　方】　黄芩、猬皮、当归（各半两），芍药（一两），牡蛎、竹皮（各二两半），狐茎（一具，《千金翼》用松皮）。

【制用法】　将上面的七味药材切捣过筛取末，用汤送服方寸匕的量，一天三次。忌举重物、行房事及食用生冷之物。

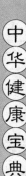

硫黄散

【功　效】　主治妇女子宫脱垂。

【配　方】　硫黄、乌贼鱼骨（各半两），五味子（三铢）。

【制用法】　将上面的三味药材切捣过筛取末，将药末涂在患处，一天涂抹三次。

当归散

【功　效】　主治妇女子宫脱垂。

【配　方】　当归、黄芩（各二两），猬皮（半两），牡蛎（二两半），芍药（一两六铢）。

【制用法】　将上面的五味药材切捣过筛取末，用酒送服方寸匕的量，一天三次。忌举重物。

当归洗汤

【功　效】　主治产后脏中风，外阴肿痛。

【配　方】　当归、独活、白芷、地榆（各三两），败酱（《千金翼》不用）、矾石（各二两）。

【制用法】　将上面的六味药材切碎，用一斗半水煎煮，取五升药汁，适宜温度时轻轻地清洗外阴，一天三次。

白玉汤

【功　效】　主治妇女交接过度，玉门疼痛，小便不通。

【配　方】　白玉（一两半），白术、当归（各五两），泽泻、苁蓉（各二两）。

【制用法】　将上面的五味药材切碎，用一斗水煎煮白玉五十沸，去白玉，放入其余药材煎取二升药汁，分两次服用，中间相隔一顿饭的时间。

《千金方》白话解读

——

妇人方下卷

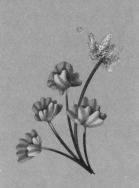

补益第一

妇女都希望自己有美丽的容貌，丰满的体态，雪白的肌肤，就算是到了七十岁也与青春时期没有什么不同，要想达到这样的目的，所服的药物中就不能有紫石英，否则就会使人肤色变黑，可以服用钟乳泽兰丸。

柏子仁丸

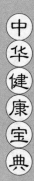

【功　效】　主治妇女五劳七伤，主要症状为羸冷瘦削，面无颜色，食欲不振，面无光泽，产后多年不孕，能够长期服用，可令人肥白，补益气。

【配　方】　柏子仁、黄芪、干姜、白石英、钟乳、紫石英（各二两），蜀椒（一两半），杜仲、当归、甘草、芎䓖（各四十二铢），厚朴、桂心、桔梗、赤石脂、苏蓉、五味子、白术、细辛、独活、人参、石斛、白芷、芍药（各一两），泽兰（二两六铢），藁本、芜荑（各十八铢），防风、乌头（一方作牛膝）、干地黄（各三十铢）。

【制用法】　将上面的三十味药材研为细末，用蜂蜜调和成梧桐子大小的药丸，用酒送服二十丸，若药效不明显，则加至三十丸。

增损泽兰丸

【功　效】　主治产后各种疾病，调理血气，补虚劳。

【配　方】　泽兰、甘草、当归、芎䓖（各四十二铢），附子、干姜、白术、白芷、桂心、细辛、麦门冬（各一两），防风、人参、牛膝（各三十铢），柏子仁、干地黄、石斛（各三十六铢），厚朴、藁本、芜荑（各半两）。

【制用法】　将上面的二十味药材研为细末，用蜂蜜调制成梧桐子大小的药丸，空腹用酒送服十五至二十九丸。

大补益当归丸

【功　效】　主治妇女产后虚弱无力，胸中少气，腹中拘急疼痛，有时会引至腰背疼痛，或产后下血过多，血不止，虚弱乏气，昼夜无法入睡，崩中，脸上无血色，口干唇燥。还可治疗男子伤绝，从高处堕下导致的内伤，内脏虚弱至吐血及金疮伤犯皮肉。

【配　方】　当归、芎藭、续断、干姜、阿胶、甘草（各四两），白芷、白术、吴茱萸、附子（各三两），桂心、芍药（各二两），干地黄（十两）。

【制用法】　将上面的十三味药材研为细末，用蜂蜜调制成梧桐子大小的药丸，用酒送服二十丸，白天三次，夜间一次。若效果不明显，则加至五十丸。如果有蒲黄，加一升，则效果绝妙。

白芷丸

【功　效】　主治产后流血过多，崩中伤损，虚弱无气，面目无色，腹痛。

【配　方】　白芷（五两），干地黄（四两），续断、干姜、当归、阿胶（各三两），附子（一两）。

【制用法】　将上面的七味药材研为细末，用蜂蜜制成梧桐子大小的药丸，用酒送服二十丸，每天四到五次。如果没有当归，则用芎藭代替，加入一两蒲黄效果会更好；如果没有续断，则用大蓟根代替。

钟乳泽兰丸

【功　效】　主治妇女长期身体虚弱羸瘦，全身关节疼痛，肚脐下有冰冷的硬块，无法进食，面目瘀黑，忧郁，闷闷不乐。

【配　方】　钟乳（三两），泽兰（三两六铢），防风（四十二铢），人参、柏子仁、麦门冬、干地黄、石膏、石斛（各一两半），芎藭、甘草、白芷、牛膝、山茱萸、薯蓣、当归、藁本（各三十铢），细辛、桂心（各一两），芜荑（半两），艾叶（十八铢）。

【制用法】　将上面的二十一味药材研为细末，用蜂蜜调制成梧桐子大小的药丸，用酒送服二十丸，逐渐加至四十丸，一天两次。

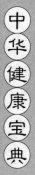

月水不通第二

桃仁汤

【功　效】　主治妇女月经不通。

【配　方】　桃仁、朴硝、牡丹皮、射干、土瓜根、黄芩（各三两），芍药、大黄、柴胡（各四两），牛膝、桂心（各二两），水蛭、虻虫（各七十枚）。

【制用法】　将上面的十三味药材切碎，用九升水煎煮，取二升半药汁，去渣，分三次服用。

芒硝汤

【功　效】　主治妇女月经不通。

【配　方】　芒硝、丹砂（末）、当归、芍药、土瓜根、水蛭（各二两），大黄（三两），桃仁（一升）。

【制用法】　将上面的八味药材切碎，用九升水煎煮，取三升药汁，去渣，放入丹砂、芒硝煎煮，分三次服用。

黄芩牡丹汤

【功　效】　主治妇女从小到大没有来过月经，脸色萎黄，气力衰少，饮食无味。

【配　方】　黄芩、牡丹、桃仁、瞿麦、芎䓖（各二两），芍药、枳实、射干、海藻、大黄（各三两），虻虫（七十枚），蛴螬（十枚），水蛭（五十枚）。

【制用法】　将上面的十三味药材切碎，用一斗水煎煮，取三升药汁，分三次服用，服用两剂以后，灸乳下一寸黑色乳晕处各五十壮。

桂心酒

【功　效】　主治月经不通，结成症瘕。

【配　方】　桂心、牡丹、芍药、牛膝、干漆、土瓜根、牡蒙（各四两），
吴茱萸（一升），大黄（三两），黄芩、干姜（各二两），虻
虫（二百枚），蛏虫、蛴螬、水蛭（各七十枚），乱发灰、细
辛（各一两），僵蚕（五十枚），大麻仁、灶突墨（各三升），
干地黄（六两），虎杖根、鳖甲（各五两），菴蕳子（二升）。

【制用法】　将上面的二十四味药材切碎，用四斗酒分成两瓮，浸七天后
合并到一个瓮里，搅拌均匀后还分成两瓮，最初服用二合，
一天两次，逐渐加至三四合。

牡蛎丸

【功　效】　主治月经不通，无食欲。

【配　方】　牡蛎（四两），大黄（一斤），柴胡（五两），干姜（三两），
芎䓖、茯苓（各二两半），蜀椒（十两），葶苈子、芒硝、杏
仁（各五合），水蛭、虻虫（各半两），桃仁（七十枚）。

【制用法】　将上面的十三味药材研为细末，用蜂蜜制成梧桐子大小的药
丸，用汤送服七丸，一天三次。

赤白带下崩中漏下第三

　　多个处方中所说的妇人三十六种疾病，包括十二种症瘕，九种痛症，
七种害病，五种伤病和三种痼疾不通。

　　什么是十二种症瘕呢？针对的是妇人所流下的恶物，一是像膏的形状，
二是如黑色的血，三是如紫色的汁，四是如赤色的肉，五是如脓痂，六是
如豆汁，七是如葵羹，八是如凝血，九是如水一样的清血，十是如米泔，
十一是月经有时提前有时推后，十二是月经周期不准确。

　　什么是九种痛症呢？一是阴中伤痛，二是阴中淋沥痛，三是小便疼痛，
四是寒冷痛，五是来月经时腹中痛，六是气满痛，七是阴中流汗，并且伴

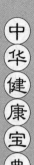

随着虫啮般的疼痛，八是胁下皮肤痛，九是腰胯痛。

什么是七种害病呢？一是阴道疼痛不畅，二是感染了寒热痛，三是小腹急坚痛，四是脏不舒服，五是子门不端导致的背痛，六是月经有时多有时少，七是呕吐不止。

什么是五种伤病呢？一是两胁支撑时胀满痛，二是心痛引起的脊背疼痛，三是体内气郁结不通，四是邪恶泻痢，五是前后痼寒。

什么是三种痼疾不通呢？一是瘦弱不生肌肤，二是不能生产和哺乳，三是月经闭塞。

所以，妇女所患的病有很多种，情况不同，治疗的方法也不同。

白垩丸

【功　效】	主治女人十二症、九痛、七害、五伤、三痼这三十六种疾病。
【配　方】	白垩、龙骨、芍药（各十八铢），黄连、当归、茯苓、黄芩、瞿麦、白薇、石韦、甘草、牡蛎、细辛、附子、禹余粮、白石脂、人参、乌贼骨、藁本、甘皮、大黄（各半两）。
【制用法】	将上面的二十一味药材研为细末，用蜂蜜调制成梧桐子大小的药丸，空腹用汤送服十丸，一天两次，如果效果不佳则加量，二十天就会见到效果，一个月后各种疾病便可除去。如果属于十二症，则加倍用牡蛎、禹余粮、乌贼骨、白石脂、龙骨。如果是九痛，则加倍用黄连、白薇、甘草、当归。如果是七害，则加倍用细辛、藁本、甘皮，加椒、茱萸各一两。如果是五伤，则加倍用大黄、石韦、瞿麦。如果是三痼，则加倍用人参，加赤石脂、矾石、巴戟天各半两。用药时可随病情进行增减。

白石脂丸

【功　效】	主治妇女三十六疾，胞中疼痛，漏下赤白。
【配　方】	白石脂、乌贼骨、禹余粮、牡蛎（各十八铢），赤石脂、干地黄、干姜、龙骨、桂心、石韦、白薇、细辛、芍药、黄连、附子、当归、黄芩、蜀椒、钟乳、白芷、芎藭、甘草（各半两）。
【制用法】	将上面的二十二味药材研为细末，用蜂蜜调制成梧桐子大小的药丸，空腹用酒送服十五丸，一天两次。也有方子加黄柏半两。

《千金方》白话解读

少小婴孺方卷

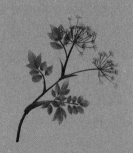

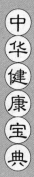

序例第一

  人类成长的规律，是通过养育使人从幼年逐渐长大。如果没有"小"，是不会成为"大"的，所以《易经》中说：积小可以成大；《诗经》中也有"厥初生民"的故事；《左传》中记载鲁惠公的继室生了鲁隐公，所以，养育小孩是做人最基本的任务。这里所说的生养小孩的大义，就是从细微到显著，从年少到年长的圣人之道。人世间的常情都已经体现出来了，不需要借助经史来证明。因为小孩的体质非常弱，所以小孩一旦染病，就算医生竭尽所能地救治，也很难立刻见效。现在的医生，治病时大多不诚心实意，大概是因为婴儿裹在襁褓之中，乳气腥臊。那些所谓凡事都须亲自动手的英雄们，怎么肯前往瞻视呢？平心而论，真是让人叹息啊！

  《小品方》中说：人在六岁以上时被称为小儿，十六岁以上时被称为少年，三十岁以上时被称为壮年，五十岁以上时被称为老年。因为六岁以下的小儿，经书中没有详细的记载，所以哺乳期的婴儿患病以后很难治愈，这是没有师承，无以为据导致的后果。中古时期有名医叫巫妨，是尧的臣子，他写过一本书叫作《小儿颅囟经》，主要用来占卜小儿的寿命，可判断小儿的生死。正是因为该书的流传，后来才有了小儿药方。到了晋宋时期，该书传到了江左地区的苏家，苏家对这些药方进行大力宣传，后来这些治疗小儿疾病的药方就在民间流传开来。齐国西阳王徐之才写过《小儿方》三卷，现在学习小儿药方的人，从这些经卷中获得了极大教诲。徐氏位高权重，根本就没有空闲留心小孩子。因此，人们在深入研究那些药方的时候，发现里面的药方并不是很细致，能够采用的很少，所以那些药方根本称不上新奇精妙。现在，我采纳了多个著作中的药方，以及自己试用过有效的药方，写了这一篇章。平常居家过日子的老百姓，都可以使用这些抚养小儿的方法，避免孩子发生夭折的祸患。

  小孩子所得的病与大人所得的病并没有什么不同，也就是药的用量不同而已。治疗小儿惊痫、受惊所致的哭闹不停，甚至影响生长发育、头顶骨缝开解、学步迟缓等病的八九篇文章，现在合写在此卷中，至于治疗下利等病的药方，分散在其余篇章中，读者在阅读时可自行寻找。

  小孩出生六十天以后，瞳孔长成，就可以笑着与人应和；小孩出生一百天以后，任脉长成，就可以自己翻转身体；小孩出生一百八十天以后，尾骶骨长成，就可以自己坐起来；小孩出生二百一十天以后，掌骨长成，就可以匍匐爬行；小孩出生三百天以后，膑骨长成，就可以独自站立；小孩出生三百六十天以后，膝骨长成，就可以行走。这是固定不变的规律，如果这些情况没有按时出现，一定有不平常的地方。

小孩出生三十二天以后会出现第一个变化，小孩出生六十四天以后会出现第二个变化，这个变化伴随着蒸：蒸其血脉，长其百骸，伴有发热、脉乱、出汗等现象，不属于病症。小孩出生九十六天以后会发生第三个变化，小孩出生一百二十八天以后发生第四个变化，这个变化过程也伴随着蒸；小孩出生一百六十天以后出现第五个变化，小孩出生一百九十二天以后发生第六个变化，这个变化过程中同样伴随着蒸；小孩出生二百二十四天以后发生第七个变化，小孩出生二百五十六天以后发生第八个变化，这个过程也伴随着蒸；小孩出生二百八十八天以后发生第九个变化，小孩出生三百二十天以后发生第十个变化，这个变化同样也伴随着蒸；小孩出生三百二十天以后小蒸的变化便结束了。小孩出生六十四天以后出现大蒸，大蒸后的六十四天以后会再次出现大蒸的变化，大蒸后的一百二十八天以后再出现一次大蒸。小孩出生后第三十二天为一变，两次变为一蒸，总共十变，也就是五小蒸或者三大蒸。小孩出生五百七十六天以后，大小蒸都已结束，此时小孩的各种器官和络脉才算完全长成。孩子之所以要经历变和蒸，是为了畅通血脉，改善五脏，所以孩子经过一变后，其情态就会有所变化。

变和蒸又有什么样的症候呢？"变"指的是上气，"蒸"指的是体热。变和蒸有轻有重，轻时，小孩会出现体热并且伴随着微惊，耳朵和臀部发冷，上嘴唇有白泡，这个白泡像鱼的眼珠一样大，然后会微微出汗；严重时，小孩的身体会非常热且脉象很乱，有的小孩会出汗，有的小孩不会出汗，食欲不佳，一吃就吐，眼白微红，黑眼球微白。有一种说法认为，小孩的眼睛发白时，表示变和蒸都很严重，小孩的眼睛赤黑时，表示变和蒸都比较轻。变蒸结束以后，小孩的眼睛会很明亮，这是它的症候。单独的变比较轻微，如果变的同时伴随着蒸，就会严重一些。如果蒸非常平和，五天就消退了，最长到十天，包括前五天和后五天，十天之内，热会自然消除。婴儿出生三十二天以后会出现一变，第二十九天开始发热时，就应该根据治法来处理，到了第三十六七天，蒸就结束了。因为这一点难以理解，所以重新阐述一下。变蒸的时候，千万不要惊动孩子，孩子的周围也不要有很多人。因为小孩变蒸有的早有的晚，不按时变蒸的孩子有很多。还有，初变的时候，有的孩子发热很厉害，并且超过了正常的天数，热还没有停止，

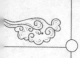

这时就要计算变蒸的时间；如果孩子时不时发热，并且伴随着微惊，先不要找医生治疗，切记不要用灸刺，只需要静静地观察，如果很长时间以后，孩子身上的热依然没有消退，可给孩子喂一点儿紫丸，热退了以后，立即停止用药。如果在变蒸的过程中或不在此过程中感染了流行热病，其症候都非常相似；不是变蒸的时候患上流行热病，小孩的症状为耳朵及臀部通热，上嘴唇没有白泡，可以先服用黑散，用来发汗，如果出汗，就扑上温粉，热就能消退，只要热一退，病就能痊愈；如果热没有完全消退，就给孩子喂点儿紫丸。如果小孩在变蒸时感染了寒气，体内就会寒热交替，肚子痛得弯腰曲背，并且啼哭不止，此时可以用熨法来治疗。熨法在下篇。变蒸的症候是胃失和调、气机壅塞、体热、大便黄臭或白酸、发热嗜睡、食欲不振等，这些与伤寒的症候非常相似。如果不是变蒸的症候，小孩的身体、耳朵、臀部都发热，这就属于其他疾病的症候，可以将其视为杂病来医治；如果判定是变蒸的症候，就不能按照对待杂病的方法来医治。

有一种说法认为，小孩出生三十二天就开始变，变就是身体发热。到了六十四天开始第二变，这个变化会伴随着蒸，症状为睡卧端正。到了九十六天开始第三变。到了一百二十八天开始第四变，变伴随着蒸，这时孩子能笑着应和人。到了一百六十天开始第五变，孩子的筋骨关节能发挥作用。到了一百九十二天开始第六变，变伴随着蒸，这时孩子的五脏已经发育完全。到了二百二十四天开始第七变，这时孩子能匍匐前行。到了二百五十六天开始第八变，变伴随着蒸，这时孩子已经开始学习说话了。到了二百八十八天开始第九变，这时孩子就可以站立了。到了二百八十八天，已经经历过九变四蒸，在变的日子里，千万不能随便治疗，否则会使孩子的症状变得严重。变同时伴有蒸的期间，是小孩的送迎月份。蒸的症候为发热、脉乱、出汗。这些症状短的五天就消散，长的八九天可以消散，在孩子蒸的日子里，千万不能随便进行针灸治疗。

紫丸

【功　效】　主治小儿变蒸，发热不退，挟伤寒温壮，汗后热不消退，腹中有痰癖，哺乳不进，吃乳后即吐，食痫，先寒后热。
【配　方】　代赭、赤石脂（各一两），巴豆（三十枚），杏仁（五十枚）。
【制用法】　将上面的四味药材研为细末，巴豆和杏仁分别研成膏，搅拌均匀，再捣二千杵。如果很硬，则加入少量蜂蜜一起捣，然后放在密器中。三十天后让孩子服用麻子大小的一丸，和少量的乳汁一起服下，吃完后热就会消退。如果没有完全消退，第二天早上再服用一丸。百日的小孩服用小豆大小的一丸，按照这个量进行增减。夏天气温较高，容易起疹子，每二三十天服用一次，效果很好。紫丸能导下而且不会使人虚弱。

黑散

【功　效】 主治孩子在变蒸期间所患的时下流行温病，或在非变蒸期间伴有时下流行温病。

【配　方】 大黄（六铢），麻黄、杏仁（各半两）。

【制用法】 先将大黄、麻黄捣成散，然后再将杏仁研成膏，慢慢放入散，将其捣至均匀，然后收入密闭的容器中。一个月大的孩子以乳汁拌和服下小豆大小的一枚，然后抱紧孩子，使其出汗，出了汗以后扑上温粉，防止孩子见风。可根据孩子年龄的大小决定用药的多少，像百日大的孩子则服用枣核大小的量。

初生出腹第二

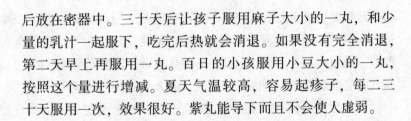

　　小孩刚生下来的时候，先用棉布缠住手指，然后轻轻擦去小孩口中及舌上像青泥一样的恶血，叫作玉衡。如果不立刻把恶血擦去，孩子只要一哭，就会将恶血吞入腹中，使孩子滋生百病。如果刚出生的孩子没有啼哭，可以取少量热水灌进口中，这样孩子很快便会哭出声来。小孩刚生下来没有啼哭是因为产妇难产少气，所以还可以将婴儿的脐带向身后捋，让气进入小孩的腹中，同时还要向小孩哈气百次，如此一来，小孩很快便会啼哭。也可以用葱白轻轻鞭打小孩，小孩很快便会啼哭。

　　小孩刚生下来就要把他举起来，如果举迟了，小孩会遭受寒气的侵入，导致小孩的腹中就像打雷一样。应该先给小孩洗浴，然后再弄断他的脐带。脐带千万不能用刀子割断，必须让人隔着单衣咬断才可以，与此同时还要向脐带哈七遍暖气，最后打结，留下的脐带长度应该达到小孩的足背。如果留下的脐带太短，小孩就会感受到寒气，从而导致小孩腹中不调，经常下利。如果在没有洗浴的情况下就咬断小孩的脐带，那么脐中会进水，肚脐中进水会引起腹痛。脐带断后，连脐一节中会有虫，应该立刻拔除。否则，虫一旦进入小孩的腹中就会滋生疾病。小孩的脐带应该长六寸，太长会伤害小孩的肌肤，太短会伤害小孩的内脏。小孩落地后，如果不及时断脐，且乳汁不尽，暖气就会渐渐消散，进而生成寒气，那么小孩就会患脐风。

　　如果生的是男孩，就应该用其父亲的旧衣服包裹；如果生的是女孩，就应该用其母亲的旧衣服包裹，不管是男孩还是女孩，最好都不要用新帛布包裹。包裹孩子的衣物不要太厚，否则会损伤婴儿的皮肤和血脉，以致患杂疮。婴儿穿的绵帛衣物，切忌又厚又热，这是需要特别注意的一点。小孩刚生下来时，肌肤还没长好，不能穿得过于暖和，否则会使小孩的筋骨缓弱。经常让孩子接受阳光的照射和微风的吹拂，如果小孩经常见不到阳光和感受不到风吹，那么小孩的肌肤会极其脆弱，很容易受伤。同时，应该给小孩穿上旧棉衣，而不是新棉衣。只要是天气暖和且没有风的日子，母亲都应该让孩子在阳光下嬉戏，只有这样，孩子才会血凝气刚、肌肉坚实，可忍耐风寒，不容易患病。相反，如果经常把孩子藏在帷帐中，给他穿上厚重暖和的衣物，这样就像是生长在阴地里的草木，不见风日、脆弱不堪，很难忍受风寒的侵袭。

　　只要是裹脐，所用的衣物都应该是捶打过的轻柔软和的白色熟绢，四寸宽，然后用半寸厚的新棉布与帛布等包裹在上面，松紧适度，如果太紧，小孩就会呕吐。孩子出生后的第二十天，可以解开白色熟绢仔细查看脐带。如果在十天左右，发现小孩大哭不止，就像衣服中有刺一样，这可能是因为脐带的干燥面刺到了小孩的皮肤，这时应该解开白色熟绢，换上衣物重新包裹。在给小孩裹脐时，应该关闭窗户，放下帐子，燃起炉火，让帐子里暖和起来，给小孩换衣服时也应该这样。在冬天时，把肚脐裹上之后再用温粉扑身。如果小孩的脐带经过很长时间还没有痊愈，就用烧过的绛帛灰擦拭。如果一个月后仍然没有痊愈，且肚脐处有液状的分泌物，可以将蛤蟆烧成灰扑在上面，一天三到四次。如果肚脐进水或者进冷气，会使小孩腹中绞痛，弯腰弓背，大哭不止，面目青黑，这就是脐带进水所造成的，应该用灸粉絮熨敷，并不时地治疗和护理。如果小孩的肚脐发肿，应该根据情况轻重来治疗，如果肿得厉害，可以用艾灸，灸八九十壮；如果肿得不厉害，只有液状的分泌物流出，小孩常常哭叫，可以将当归和胡粉研成末敷上，并天天用灸絮熨敷孩子的肚脐，一百天后如果小孩不再啼哭，即痊愈。如果小孩的大便很清，那么孩子可能受寒了，治疗方法与肚脐进水的方法相同。

小孩在洗浴、断脐、包裹之后，不能喂朱蜜，应该适当地喂些甘草汤。取一节中指大小即可，将甘草碾碎，用二合水煮，取一合甘草汤，用棉布蘸取，让小孩连续吸吮，差不多吸进一蚬壳就可以停止了，小孩吸食后，很快就会呕吐，这样就会吐出心胸中的恶汁。如果孩子能吐出心胸中的恶汁，那么剩下的药就不用再喂了；如果没有吐出恶汁，待小孩气息平静后，并且有了饥渴感时，再喂甘草汤；如果还是不能，就让他慢慢喝完这些甘草汤。吐出恶汁，可使小孩心智通明、身体强健。如果全部喝完还是没有吐恶汁，说明小孩的心胸中没有恶汁，这时就不需要再喂甘草汤了，可以喂一些朱蜜来镇定心神，安定魂魄。

小孩出生后三天之内，可以喂一些朱蜜，但是不要喂得太多，否则会使小孩因脾胃寒冷、腹胀、四肢偏冷、呼吸急促、噤口不语、肌肉收缩、手脚抽筋而死亡。喂小孩朱蜜的正确方法是：先取一蚬壳的赤蜜，加入飞炼过的大豆大小的朱砂来调和，再用棉布将筷子头缠住，然后蘸取，让小孩吸吮，吸上三次就可以停止了，一天吃完，也可以喂上三天，但是朱砂的量应该是三粒豆子左右，千万不要过量，否则会损伤小孩的身体。喂完朱蜜后，可以再喂一些牛黄，牛黄的量应和朱蜜差不多，具有补益肝胆、祛除热邪、定精神、止惊悸、辟恶邪的功效，是祛除小孩百病的良药。

小孩出生三天后，应该开肠胃。可将米研碎，熬成乳酪一样薄厚的糊，取出豆子大的量让小孩服下，连续服上三粒，一天服用三次。喂满七天后就可以喂些食物，小孩出生十天后，可以喂他枣核大小的食物，二十天后可以喂他两倍枣核大小的食物，五十天以后可以喂他弹丸大小的食物，一百天以后可以喂他枣子大小的食物。如果母亲的乳汁很少，就不能按照这样的方法来做，可以稍微增加一些食物。如果三十天以后再喂给小孩食物，那么小孩的身体会非常强壮，不易生疾病；如果太早喂小孩食物，那么他会因肠胃禁受不住谷物之气而滋生百病，头脸及身体的其他部位容易生疮，就算好了也依然容易复发，小孩就会瘦弱难养。三十天以后，不要给小孩喂太多食物，如果小孩不愿意吃，也不要强行喂他，否则会使他消化不良，进而滋生疾病。那些喂不进去奶的小孩，腹中都有痰癖，可以服用四物紫丸来排出痰癖，同时还要限制喂奶的量，几天之后自然会痊愈。小孩出现微寒发热的现象时，应该泄泻下利，这样才能痊愈。

给小孩喂奶时不要喂得太饱，否则小孩会呕吐。小孩每次吐奶，都是喂奶过饱造成的，如果用空乳房喂他，那么吐奶的现象立即会消除，一天四次。如果小孩的肚脐还没有痊愈就给他喂奶，喂得太饱，就容易中脐风。

夏天喂奶时如果没有挤去热奶，就会呕逆；冬天喂奶时如果没有挤去寒乳，就会咳嗽下利。如果母亲刚行房事后喂奶，小孩就会羸瘦，并且很久不能行走；如果母亲有热疾时喂奶，小孩就会面黄、不能进食；如果母亲发怒时喂奶，小孩就会容易受惊，并且引发疝气，还会气逆癫狂；如果母亲刚呕吐下利后喂奶，小孩就会虚弱消瘦；如果母亲喝醉后喂奶，小孩就会身热腹满。刚出生的小孩在一个月内最好能经常饮用猪乳。

母亲给小孩喂奶时，应该先尽量揉搓乳房以散去热气，喂时不要让乳汁涌出，以免小孩受哽。喂时应时不时夺去乳头，让婴儿有喘气的时间，气息平定以后再接着喂。如此反复五到十次，根据小孩的饥饱来调整，这样就能知道一天中需要喂几次奶，并形成定式。经常有需要在晚上给小孩喂奶的情况，小孩如果躺着，那么母亲应该让小孩枕着自己的手臂，让乳头与小孩的头部平齐，这样可以避免小孩在吃奶时受哽。母亲如果想睡觉，应该夺去乳头，避免乳房堵住小孩的口鼻，也因为此时不知小孩的饥饱。

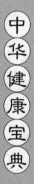
小儿生辄死治之法

当看到小孩的口中悬雍及上腭处起了血包时，应该用手指按血包的上部，让血包里面的血流出来，但是千万不要让小孩咽到肚子里，一旦咽下就会对小孩有危害，一定要极其谨慎！

小孩刚生下来时，骨头和肉还没有收敛，肌肉上面有血，等到血凝固后才坚实，成为肌肉，如果小孩的血脉败坏了，就不能收敛成肌肉，反而会使面目以及鼻口等周围发黄，双目紧闭，哭泣，口面部抽搐痉挛，口中干燥，四肢无法伸缩，这都是血脉不敛的后果。如果真的有这种情况，可以服用龙胆汤。

相儿命短长法

小孩刚生下来叫声连绵不断的，会长寿。

声音先断绝，然后高扬急促的孩子，不长寿。

哭声散乱的孩子，不成人。

哭声深的孩子，不成人。

脐中没有血的孩子，好。

脐小的孩子，不长寿。

身体非常柔软，就像没有骨头的孩子，不长寿。

白胖且体格大的孩子，长寿。

自己睁开眼睛的孩子，不成人。

目视不正并且不停转动的孩子，长大后不佳。

流出的汗带血的孩子，会厄运不断且不长寿。

流汗不止的孩子，不成人。

小便凝如脂膏的孩子，不成人。

头部四破的孩子，不成人。

经常摇动手足的孩子，不成人。

早坐、早行、早长出牙齿、早说话的孩子，都有恶性，不是好人。

头发没有长全的孩子，不成人。

头发稀少的孩子，听力不灵敏。

额头上有旋毛的孩子，早贵，妨父母。

枕骨没有长成的孩子，能说话的时候便会死亡。

骶骨没有长成的孩子，能坐的时候就会死亡。

掌骨没有长成的孩子，能匍匐爬行的时候就会死亡。

跟骨没有长成的孩子，能行走的时候就会死亡。

髌骨没有长成的孩子，能站立的时候就会死亡。

身体不能收敛的孩子，会死。

嘴像鱼口一样的孩子，会死。

股间没有生肉的孩子，会死。

颐下破的孩子，会死。

阴不起的孩子，会死。

阴囊下发白、发红的孩子，会死。

卵缝处全呈黑色的孩子，会长寿。

三岁以上十岁以下的孩子，从他的性情中能看出他将夭折还是长寿。小时候聪慧过人的孩子，大多数会夭折，长大之后也可能像颜回一样短命。小孩的骨骼形态可以成就他以后的威仪，那些反应迟钝，看起来十分谨慎的孩子，会长寿。可以预知人的心意，反应敏锐的孩子，大多数会夭折，就像杨修、孔融这类人一样。由此可知夭折和长寿之人的基本情况。也像那些早开的梅花，很难遇到寒冷的天气，甘菊就算开花很晚，也会完成一年的花事。所以，晚成是长寿的征兆。

惊痫第三

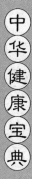

人在小时候之所以会患有痫病及痉病，是因为脏气不平。有些小孩刚生下来就患有痫病，是因为他的五脏没有收敛，血气没有凝聚，五脉不流通，骨节没有长成，身体还没有完全发育好。小孩出生后一个月、四十天或一周岁以内就患痫病的，是乳养失调、血气不和、感染风邪导致的。痫病发作初期的症状是身体发热，筋脉抽搐，大哭不止，然后就会引发癫痫，如果这个时候小孩的脉象浮，那么患的是阳痫，这种病发生在六腑，外在肌肤，所以比较容易医治。如果痫病发作初期的症状是身体发冷，既不抽搐也不大哭，疾病发作时的脉象较沉，那么患的是阴痫，阴痫发生在五脏，而内深入骨髓，很难医治。

痫病发作时身体发软，经常醒来；痉病发作时身体僵直，好像角弓反张，不经常醒来。对于反张的情况，如果大人的脊背下可容得侧手通过，小儿的脊背下可容得三指通过，就没有治疗的方法。通过沉浮的脉象，可以判断疾病在阴还是在阳，在表还是在里。因为脉象的浮沉有大小、滑涩、虚实、迟快等情况，所以需要根据具体情况来治疗。

《神农本草经》中说：小儿惊痫有一百二十种，如果小儿的病症与平常的疾病有一点儿不同，就有可能是痫病的症候。由于小孩刚刚出生，血脉还没有收敛，五脏还没有完全发育，因此，在喂养的时候稍微不注意，小孩就会生病，导致很难长大成人。小孩经变蒸后所患的疾病，一般都可以放心，最要防止的是突发中风。如果小孩的四肢不舒服，抽搐痉挛，气息与平常不同，像是痫病要发作一样，等到变蒸日满还没有消除，那么可以用龙胆汤洗浴。

小孩患的痫病有三种，即风痫、惊痫和食痫。这三种痫病中风痫和惊痫最为常见，而十人之中没有一两个人患有食痫。食痫的症状为先发寒后发热。惊痫应该按图艾灸，风痫应该喂猪心汤，如果想很快治愈食痫，最好服用紫丸。小孩患有风痫是因为衣服穿得过暖，导致汗水流出，风气趁机侵入。如果小孩刚得病时，手指屈节好像在计数，接着就发病了，那么患的就是风痫；如果小孩发病时惊恐大叫，接着就发病了，那么患的就是惊痫。如果惊痫的症状比较轻，那么应该立即安抚小孩，千万不要让小孩二次受惊，这样或许可以自然痊愈。如果小孩不吃奶，吐后发热，接着发

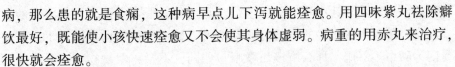

病，那么患的就是食病，这种病早点儿下泻就能痊愈。用四味紫丸祛除癖饮最好，既能使小孩快速痊愈又不会使其身体虚弱。病重的用赤丸来治疗，很快就会痊愈。

不能用母乳喂养的小孩，应该喂一些紫丸来泻下恶毒。小孩刚出生时，生气旺盛，只要稍有恶毒，就应该立即泻下，这样就不会损害小孩的身体，等到病痊愈以后，反而会有很大的好处；相反，如果不及时泻下，就会酿成大病，而且很难治疗。想要泻下恶毒，四味紫丸的效果最好，既能泻下恶毒，又不会损伤小孩的身体，并且一定能祛除疾病。如果服用四味紫丸后，恶毒没有泻下，可以用赤丸；如果服用赤丸后，还没有泻下，就服用双倍；如果恶毒已经泻下，但是余热没有泻尽，就应该按照处方来制作龙胆汤，稍微喂小孩吃一点儿，然后抹上赤膏。风痫可以服用猪心汤泻下；惊痫只能按图艾灸，再抹生膏泻下，但是不能过于猛烈，这是为什么呢？因为患有惊痫的小孩心气不定，泻下会导致内虚，而使其虚上加虚。惊痫特别严重的，非常难治，所以在喂养小孩的时候，一定要十分谨慎，不能让小孩受到惊吓，不要让他听到大的声音，抱的时候应该慢慢放下，千万不要让孩子受惊。在雨天打雷时，应该塞住小孩的耳朵，通过发出缓慢细微的声音来转移他的注意力。

在喂养小孩的过程中，微惊可以使小孩长血脉，但千万不要惊吓过度，否则应该立即灸惊脉。如果在小孩出生五六十天以后再灸，那么惊痫会更加严重，出生一百天后灸惊脉最好。小孩痫病的初期症状为热而不想吃奶，睡觉不安稳，屡屡惊悸，服用紫丸就可以痊愈，否则可以再多喂一些。如果小孩在睡觉的时候受到了惊吓，可以一个月喂给他一粒紫丸来压惊，以此减去过盛的气力，这样小孩就不会得痫病了。

如果小孩在夏天患病，那么医生在治疗的时候一定要十分小心，千万不能随便使用艾灸治疗，也不要催吐或泻下，可以用除热汤来洗浴，之后再扑上除热散，抹上除热赤膏，然后将赤青涂在小孩的肚脐中，让小孩处在凉爽的地方，经常用新鲜的水喂他。

如果小孩穿得比较单薄，那么会使他腹中的乳食不消化，引起大便酸臭，这是饮食不节、寒痰凝集、气血瘀阻、气血饮食与寒邪相搏所导致的病，服用紫丸可以稍微消食，服用时先少吃一点儿，让大便保持清稀，千万不要大泻，大便变稀后便会逐渐减少，等到大便不再酸臭时，就要停药。

小孩在冬天泻下其实并不可怕，夏天泻下比较难以痊愈。如果小孩患的病必须泻下才能痊愈，但是其后小孩的腹中可能会稍稍胀满，就应该控制喂奶，不能随便让小孩泻下。值得注意的是，喂养小孩时，每次喂的量要固定，随着小孩年龄的增长可逐渐增加。如果小孩的食量减少了，可能是因为腹中不舒服，那么应该稍微喂一些药，不要再喂食物，或者喂些奶汁，严重的十多天可以痊愈，轻微的五六天就可以痊愈，痊愈以后喂食还和平常一样。如果小孩不愿意吃食物，只想吃奶，那么小孩患的就是癖病。病情比较严重的，要立即泻下，否则小孩会出现寒热，或者因呕吐而引发痫病，甚至会导致下利，这些都是非常严重的疾病，都是没有早点泻下导致的，再治疗就很难了。如果在病轻的时候治疗，小孩就不会受到损伤，可以迅速痊愈。

如果小孩大便发黄、发臭，是因为腹中有伏热，应该稍微服用一些龙胆汤；如果小孩的大便发白且酸臭，是因为腹中的宿寒没有消解，应该服用一些紫丸。病情轻的可少喂一些，让寒气在腹内消解；病情较重的可以增加药量，让小孩慢慢泻下。不管是内消还是泻下，都需要调节几天乳食，让小孩的胃气变得平和。如果不调节乳食，病就很容易复发，如果再泻下，就会损伤小孩的胃气，导致腹中胀满。泻两至三次尚可，但是超过后就会损害小孩的身体。

如果小孩有癖病，而且脉象大，那么后期一定会发展为痫病，这是食痫，泻下就能痊愈，因此，应该常常审察小孩的掌中脉象和三指脉象，不要让痫病的脉象出现。如果不及时泻下，等到痫病发作以后，再治疗就很困难了。如果早点儿泻下，就不会生成这种病的脉象。如果这种病的脉象出现在掌中，还可以早点儿治疗，一旦这种病的脉象出现在指上，就说明病情加重了。

如果小孩的腹中患病了，他的身体就会发寒发热，扰乱血脉；血脉被扰乱后，心就会不安定；心若是不安定，小孩就容易受惊；小孩一旦受惊，痫病很快就会发作。

大黄汤

【功　效】　主治小儿风痫积聚，腹痛，二十五病。

【配　方】　大黄、人参、细辛、干姜、当归、甘皮（各三铢）。

【制用法】　将上面的六味药材切碎，用一升水煎煮，取四合药汁，每次服用枣大小的量，一天三次。

增损续命汤

【功　效】 主治小儿突然中风，恶毒，及久风，四肢角弓反张不遂，并躄痪，肢体歪斜不能行走。

【配　方】 麻黄、甘草、桂心（各一两），芎䓖、葛根、升麻、当归、独活（各十八铢），人参、黄芩、石膏（各半两），杏仁（二十枚）。

【制用法】 将上面的十二味药材切碎，用六升水煮麻黄，除去上边的沫，然后放入其余药材煎煮，取一升二合药汁，三岁的小孩分四次服用，一天服用完毕，少许出汗后，将粉涂抹其上。

石膏汤

【功　效】 主治小儿中风，恶痹无法说话，眼口部肌肉抽搐，四肢不协调。

【配　方】 石膏（一合），麻黄（八铢），甘草、射干、桂心、芍药、当归（各四铢），细辛（二铢）。

【制用法】 将上面的八味药材切碎，先用三升半水将麻黄煮三沸，除去上面的沫，放入其余药材煎煮，取一升药汁，三岁的小孩分四次服用，一天三次。

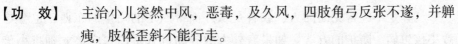

客忤第四

千金方 白话解读

　　客忤又叫中人，小孩之所以会患上客忤病，是因为受到了外人气息的冲撞和扰乱。不管是家人还是别房异户的人从外面回来，不管是乳母还是父母从外面回来，衣服只要是被污浊之气侵染，或者染上了牛马的气息，都可能导致小孩患客忤。小孩患上客忤以后，主要表现为呼吸不畅，乳气未定。如果母亲喝醉以后或者房事过后喘息时给小孩喂奶，病情最为严重，有可能会危及小孩的性命，因此，必须要十分小心。

　　乘马行走后，人身上会沾染马汗的味道，如果不洗浴或者不换衣服就走到小孩身边，小孩就有可能患上马客忤。如果小孩突然看到有马朝自己跑来，或者听到马的嘶鸣声，闻到衣服上有马的气味，这些都会让他得马

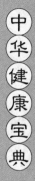

客忤，所以家人一定要小心看护，尤其是对一岁的小孩。

小孩的衣服和鞋中不能有头发。白衣青带或青衣白带都有可能让小孩中忤。

就算是不经常见面的人，或者是从外面带回来的陌生的东西，也会导致小孩患病。防护的方法：如果有外人或异物进入室内，应该立刻将小孩抱走，回避，不要让他看见，如果不能避开，可以烧牛屎，让屋子前面有烟气环绕，就会好转。

小孩一旦中了客忤，以后就会经常患这种病。初秋季节，几乎所有的小孩都会患病，难道是因为所有的小孩都中了客忤吗？小孩春冬患病的少，秋夏患病的多，是因为秋夏两季中，小孩阳气在外，血脉又嫩又弱，而到了秋初和夏末，早上和晚上比较冷，因为小孩比较嫩弱，所以在外面容易受到冷气，受了冷气以后小孩的阳气就会有所折损，阳气郁结就会发壮热，胃受冷就会下利，所以每到夏末秋初，小孩很容易患壮热及下利的病，其实并不都是中了客忤或者鬼邪。如果小孩在夏秋季节患病，那么应该在夏末秋初时经常感受天气的冷暖，当出现暴寒或暴冷的天气时，小孩容易患壮热及下利的病，应该先杀毒再泻下。

《玄中记》中讲道：天下有一种雌鸟，叫作姑获，也叫天帝女、隐飞鸟、夜行游女、钓星鬼，它们喜欢在阴雨的夜晚边飞边叫，在村子里徘徊，如果是一唤就来的鸟，肯定是姑获。姑获没有雄鸟，只有雌鸟，所以不生产，据说它们是由阴气毒化而生。姑获喜欢把羽毛抖落在人家的院子里，如果将它们抖落下来的羽毛放在小孩的衣服里，就会诱导小孩痫病发作，一旦发作必死无疑，死后就会化成姑获的后代。所以小孩从生下来到十岁，衣服和被子都不要露在外面，七、八月时更要注意。只要是中了客忤而发病的小孩，都会上吐下泻出青、黄、白色的东西，喝的水和吃的饭都分开吐出来。大便不实，肚子疼得弯腰，面色也变了，这些症状和痫病的症状很像。如果只是眼睛不上翻，脉象很急，那么就是患上了客忤。可以给小孩喂一些龙胆汤泻下，然后加入人参、当归，量与龙胆相同。

如果小孩患了客忤，应该立刻察看他口中悬雍的左右，如果有青黑色如麻豆大小的肿脉，或者呈赤、白、青色，应该立刻用针把肿脉去除，也可以把它掐破，用丝缠住钗头，轻轻把污血擦掉。

小孩得了客忤以后的症状是上吐下泻出青、红、白色的汁，肚子疼痛，睡得不踏实，气喘吁吁，与痫病的症状非常相似，只是眼睛不上翻，睡眠少，脸色变化不定，脉象弦急。如果不及时治疗，时间越长越难治。

治疗的方法：将数合香豉用水搅拌，捣熟，制成鸡蛋大小的药丸，在小孩的顶门及手足心滚摩，各滚摩五六遍之后，再上下辗转滚摩小孩的心和肚脐一顿饭的时间，破开查看，里面如有细毛，便立刻把丸子甩在路中，疼痛就会停止。

治疗小孩寒热以及赤气中入，应该用猪蹄散。将猪的后脚悬蹄烧成粉末，捣碎过筛成散，然后用乳汁送服一撮，立刻见效。

小孩患了马客忤以后，如果呕吐不止，灸手心主、间使、大都、隐白、三阴交各三壮。

龙角丸

【功　效】　主治小儿五更惊醒哭啼。

【配　方】　龙角（三铢），牡蛎（一作牡丹）、川大黄（各九铢），黄芩（半两），蚱蝉（二枚），牛黄（如小豆，五枚）。

【制用法】　将上面的六味药材研为细末，用蜂蜜调和制成麻子大小的药丸，褓中的小孩服二丸，根据孩子的大小，增减用量。

千金汤

【功　效】　主治小儿暴惊啼绝死，或有人从外来，邪气侵入，导致小儿患病，很多医生无法治愈。

【配　方】　蜀椒、左顾牡蛎（各六铢，碎）。

【制用法】　将上面的两味药材用一升酢浆水煎煮，取五合药汁，每次服用一合。

伤寒第五

如果小孩从来没有经历过霜雪，也就不会患伤寒病。如果大人脱解衣服的时间太长，就会感染风寒，这是不用说的。如果自然运行不按照节气规律，那么人都会受到伤害。在病疫流行的年月，有的小孩一生下来就有斑。如果按照治疗流行疾病的方法来医治，那么小孩患病与大人患病的治疗方法一样，只是药的用量不同，药性稍冷罢了。

麦门冬汤

【功　效】　主治未满百日的小孩伤寒，鼻中流血，身体发热，呕逆。

【配　方】　麦门冬（十八铢），石膏、寒水石、甘草（各半两），桂心（八铢）。

【制用法】　将上面的五味药材切碎，用二升半水煎煮，取一升药汁，分服一合，一天三次。

芍药四物解肌汤

【功　效】　主治小儿伤寒。

【配　方】　芍药、黄芩、升麻、葛根（各半两）。

【制用法】　将上面的四味药材切碎，用三升水煎煮，取九合，去渣，一岁以上的小孩分三次服用。

生地黄汤

【功　效】　主治小儿寒热交替，啼呼腹痛。

【配　方】　生地黄、桂心（各二两）。

【制用法】　将上面的两味药材切碎，用三升水煎煮，取一升药汁，一岁以下的小孩服用二合，一岁以上的小孩服用三合。也有方子是七味，加芍药、寒水石、黄芩、当归、甘草各半两。

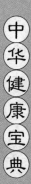

《千金方》白话解读

七窍病卷

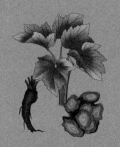

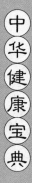

目病第一

人到了四五十岁以后，眼睛慢慢会昏花，到了六十岁以后，可能还会失明。治疗的方法是：五十岁以前，可以服用泻肝汤，但是五十岁以后，不能再服用泻肝汤。如果人的眼睛患病，可以敷石胆散药等；如果没有眼病，就不需要敷散药，补肝就可以了。肝中有风热所导致的眼睛昏暗，可以先针灸肝俞穴，然后服用几十剂除风汤丸散，这样就可以痊愈了。

致使眼睛失明的原因有十六种：生吃辛辣的食物；饮食时热气冲触眼睛；吃非常热的面食；经常饮酒；房事不节制；用力向远处望；长时间注视太阳和月亮；夜间注视星星与灯火；夜间阅读字体非常小的书；月下看书；长时间从事抄写工作；雕刻精细的艺术品和其他精细的手工作品；无休止地下棋；长时间居住在有烟火的环境中；流泪过多；刺头出血过多。

修身养性的人，要特别注意这些易导致失明的因素：奔驰打猎时，眼睛被风霜侵害；迎着大风追捕野兽，不眠不休。如果一味寻求一时的快意，就会一生被痼疾缠绕，难道不应该谨慎一点儿吗？如果在年轻的时候不注意养护自己的身体，那么到了四十岁以后，眼睛就会发昏。如果能好好养护，那么就算到了头发斑白的时候，也不会患眼疾。因此，人到了四十岁以后，必须常常闭目养神，不能总是去看别的事物，如果不是非常要紧的事，就不要总是睁大眼睛。这些都是护眼的要点。肝劳是指因为读书和下棋过度所患的眼病。要想治好，只能三年不读书不下棋，否则不会痊愈。如果只是泻肝火或者用其他治法，那么肯定没有效果。患风疹的人，大多数都有眼昏的症状，先把风疹治好，眼昏自然也就痊愈了。

如果足太阳膀胱经、足阳明胃经、手少阳三焦经脉出现异常，也会发生眼病。黄帝曾经有这种困惑，并请教岐伯说："我之前登上过很高的清冷之台，先是站在中间的阶梯上向后望，然后慢慢前进，会感到头晕目眩看不清东西。这让我感到非常惊异，将眼睛闭上，一会儿再睁开，安定心神，平息浮躁，是为了能镇静下来，但是这种现象很长时间都没有消除，依然感到头晕目眩。我就披散着头发，长时间跪在地上以求放松精神，但是当我再次向下看时，依然觉得头晕，不过突然之间，这种现象就自动停止了，这到底是什么原因呢？"

岐伯回答说："人体五脏六腑里的精气，都向上输出并注于眼睛，这样眼睛便有了看到事物的功能。脏腑的精气汇聚在人的眼窝处；骨中的精气汇聚在瞳孔；筋的精气汇聚在黑睛；心的精气汇聚在血络；气的精气汇聚在眼白；肌肉的精气汇聚在上下眼睑。如此一来，眼睛便包括了筋、骨、血、气等的精气，与络脉合并成了目系，目系向上连着大脑，向后出于颈部。所以如果人的颈部中邪，再碰上身体比较虚弱，邪气就会深入，进而顺着眼系侵入大脑。邪气侵入大脑之后会影响目系，进而出现头晕目眩的症状。因为睛斜不正、精气分散，所以看事物就会非常模糊，将一个看成两个，出现视歧的现象。眼目是五脏六腑的精华汇聚的地方，同时也是营、卫、魂、魄潜伏的地方，眼睛能够看到事物主要是因为神气的生养，所以人在极度疲劳的情况下，会精神涣散、意志混乱。人的瞳孔和黑眼球是由阴腑精气生成的，白眼球和赤脉是由阳腑精气生成的，阴精阳精相结合，眼睛就能看清东西。眼睛能看东西，主要是受心的支配，因为心主管精神。如果人的精神非常散乱，那么人体内的阴阳精气就不会聚合。所以，当人突然见到与之前完全不同的情景时，就会精神涣散，魂魄不安，最后出现眩晕的症状。"黄帝说："你说的这些话，我还是有些怀疑。我每次去东苑都会出现眩晕的症状，但是只要一离开，就会恢复正常。难道只有在东苑我才会劳神吗？发生这种奇怪现象的原因是什么呢？"岐伯说："不是这样的，精神本就有所喜好。当遇到异常的情景时，会产生喜欢和讨厌的情绪，喜欢和讨厌两种感受相互交感，会使人的精神涣散，导致视觉失常，最后出现眩晕的症状。等您离开之后，精神意识自然会发生转移，这样就恢复正常了。如果情况较轻则称为迷，较重则称为惑。"

眼角在面部向外的裂口，为外眼角；在面部里面接近鼻梁的，为内眼角。外眼角向上，内眼角向下。如果眼睛呈红色，那么疾病的源头为心脏；如果呈白色，那么疾病的源头在肺脏；如果呈青色，那么疾病的源头在肝脏；如果呈黄色，那么疾病的源头在脾脏；如果呈黑色，那么疾病的源头在肾脏；如果呈说不出的黄色，那么疾病的源头在胸中。

诊断眼睛发痛的赤脉，从上往下是足太阳膀胱经引起的眼病；从下往上是足阳明胃经引起的眼病；从外往内是手少阳三焦经引起的眼病。

如果人体中的热毒从胆转移到了脑，鼻梁内就会有辛辣的感觉，最后形成鼻渊。鼻渊是指恶浊的鼻涕一直往下流，时间一长，就会鼻塞不通，目暗不明，这是胆热上行造成的。足阳明胃经在脸上经过鼻子两边的穴位，叫作悬颅，属于目系。如果视力受到损害，可以针灸这条经脉，可损其有余，补其不足。如果补泻之法用反了，就会产生非常严重的后果。足太阳膀胱经通过颈项进入大脑，正属于目系。如果头和眼疼痛，可以针灸这条经脉，这条经脉在颈项中两筋之间，进入大脑后分行。阴跷脉与阳跷脉，阴阳之气上行并相会，阳气入而阴气出，阴阳相会于外眼角。如果阳气过于旺盛，人的眼睛就会睁得非常大；阴气竭绝，人就会睡着。

瓜子散

【功　效】　主治双眼模糊，看不清楚东西，可补肝。
【配　方】　冬瓜子、青葙子、芜蔚子、枸杞子、牡荆子、蒺藜子、菟丝子、芜菁子、决明子、地肤子、柏子仁（各二合），蘡薁根、牡桂（各二两），蕤仁（一合，一本云：二两），细辛（半两，一本云：一两半），车前子（一两）。
【制用法】　将上面的十六味药材切捣过筛制成散药，饭后用酒送服方寸匕的量，一天两次，效果极佳。

补肝丸

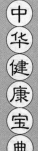

【功　效】　主治眼暗晾晾，看不清东西，只要一受寒就会流泪。
【配　方】　兔肝（二具），柏子仁、干地黄、茯苓、细辛、蕤仁、枸杞子（各一两六铢），防风、芎䓖、薯蓣（各一两），车前子（二合），五味子（十八铢），甘草（半两），菟丝子（一合）。
【制用法】　将上面的十四味药材研为细末，用蜂蜜制成梧桐子大小的药丸，用酒送服二十丸，每天两次，可逐渐加至四十丸。

补肝散

【功　效】　主治三十年失明。
【配　方】　细辛、钟乳粉（炼成者）、茯苓、云母粉（炼成者）、远志、五味子（各等分）。
【制用法】　将上面的六味药材切捣过筛制成散药，用酒送服五分匕的量，一天三次，可逐渐加至一钱匕的量。

泻肝汤

【功　效】　主治眼睛发红，看不清东西，眼中长有息肉。

【配　方】　柴胡、芍药、大黄（各四两），决明子、泽泻、黄芩、杏仁（各三两），升麻、枳实、栀子仁、竹叶（各二两）。

【制用法】　将上面的十一味药材切碎，用九升水煎煮，取二升七合药汁，分三次服用。身体发热且体壮的患者，加大黄一两；年老体弱的患者，去大黄，加栀子仁五两。

大枣煎

【功　效】　主治双眼发热，眼角红，生赤脉侵睛，息肉急痛，眼睛睁不开，眼睛中像有芥子一样碜痛。

【配　方】　大枣（七枚，去皮核），黄连（二两，碎，绵裹），淡竹叶（切，五合）。

【制用法】　先用两升水煮淡竹叶，取一升，澄清以后取八合，放入去核的大枣、黄连煎取四合药汁，去渣，澄净，慢慢地敷在眼角。

鼻病第二

　　鼻塞又叫作鼻窒，主要指肺气被风冷所伤，鼻气不宣利导致的鼻腔堵塞。脑冷大多是风冷侵袭脑部造成的，症状为项背寒，后头枕部冷且痛不可忍，流清鼻涕。

通草散

【功　效】　主治鼻中息肉，鼻不通。

【配　方】　通草（半两），矾石、珍珠（各一两）。

【制用法】　将上面的三味药材研为细末，将丝绵捻成枣核大小，用其取

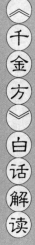

小豆大小的药放入鼻中，一天三次。也有方子加桂心、细辛各一两，方法同前，研成末混合使用。

羊肺散

【功　效】　主治鼻中息肉梁起。

【配　方】　羊肺（一具，干之），白术（四两），苁蓉、通草、干姜、芎 藭（各二两）。

【制用法】　将上面的六味药材研为细末，饭后用米汤送服五分匕的量，可逐渐加至方寸匕的量。

口病第三

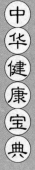

只要是患了口疮及牙齿有病的人，都应该禁油、面、酒、酱、酸、醋、咸、腻、干枣，就算疾病已经痊愈也是如此。如果长期不注意饮食，那么以后很容易复发，复发之后就很难治愈。人们必须知道蔷薇根、角蒿是治疗口疮的神药。

一旦口中或面上的息肉变大，就用针挑破，然后取出脓血，这样很快就能痊愈。

升麻煎

【功　效】　主治膀胱灼热难忍，口舌生疮，喉咙肿痛。

【配　方】　升麻、玄参、蔷薇根白皮、射干（各四两），大青、黄柏（各三两），蜜（七合）。

【制用法】　将上面的七味药材切碎，用七升水煎煮，取一升五合药汁，去渣，加蜜后再煎两沸，慢慢咽下。

五香丸

【功　效】　主治口臭、身臭而留香，止烦散气。

【配　方】　豆蔻、丁香、藿香、零陵香、青木香、白芷、桂心（各一两），
　　　　　香附子（二两），甘松香、当归（各半两），槟榔（二枚）。

【制用法】　将上面的十一味药材研为细末，用蜂蜜制成大豆大小的药丸，
　　　　　含一丸咽汁，白天三次，夜间一次。也可经常含咽汁，五天
　　　　　后口中会有香气，十天后身体会有香气，十四天后衣服和被
　　　　　子上会留有香气，二十一天后别人会闻到香气，二十八天后
　　　　　洗手水落到地上会留有香气，三十五天后与别人握手会留有
　　　　　香气。忌五辛，下气去臭。

舌病第四

升麻煎

【功　效】　主治心火过旺导致的舌上生疮、裂破，引唇揭赤，泄热。

【配　方】　蜀升麻、射干（各三两），柏叶（切，一升），大青（二两），
　　　　　苦竹叶（切，五合），赤蜜（八合），生芦根、蔷薇根白皮
　　　　　（各五两），生玄参汁（三合），地黄汁（五合）。

【制用法】　将前面的八味药材切碎，后将十味药放一起，用四升水煮取
　　　　　一升，去渣，先放入玄参汁使其两沸，然后放入地黄汁煮两
　　　　　沸，放入赤蜜煎取一升七合药汁，用绵丝蘸汁，然后放在舌
　　　　　头上含，慢慢咽下去。

唇病第五

润脾膏

【功　效】　主治脾热导致的嘴唇焦枯无光泽。

【配　方】　生麦门冬、萎蕤（各四两），生天门冬（切）、生地黄汁（各

一升），细辛、甘草、芎䓖、白术（各二两），黄芪、升麻（各三两），猪膏（三升）。

【制用法】　将上面的十一味药材切碎，各个药材用苦酒浸泡一晚，用绵丝裹药，临近煎煮时放入生地黄汁和猪膏，共同煎煮，熬到水尽即可，去渣，慢慢含在嘴里。

齿病第六

齿龈宣露是指齿龈先肿，然后龈肉慢慢萎缩，最后造成齿龈外露，齿间出血或者流脓，又叫作牙宣。多是多种慢性疾病及月蚀疮引起的。如果想要痊愈，可在夜晚用角蒿灰敷满整个牙龈，禁油，这样不超过两三晚就能痊愈。但是只要一吃油和干枣，疾病就会复发，所以患有齿病的人，一定要忌油、干枣和桂心。每天早上将一撮盐放入口中，然后用温开水含化，揩齿及叩齿上百次，叩齿不间断，这样不超过五天口齿就能牢固。只要是人的牙齿不能吃水果蔬菜的，都是齿龈宣露所致。只要坚持用盐汤揩齿、叩齿就一定能够痊愈，效果非常好。只要是经常患齿病的人，基本上都是月蚀之夜吃了食物造成的，但凡知道这个道理的人，日常生活中都应该十分谨慎，所以无论是大人还是小孩，在日蚀、月蚀期间切忌饮食。

含漱汤

【功　效】　主治牙痛。

【配　方】　独活、当归（各三两），黄芩、芎䓖、细辛、荜拨（各二两），丁香（一两）。

【制用法】　将上面的七味药材切碎，用五升水煎煮，取二升半药汁，去渣，含在嘴里漱一段时间后吐出来再含。

喉病第七

只要是患有喉痹且不能说话的人，都应该服用小续命汤，加杏仁一两。

乌翠膏

【功　效】　主治喉咙肿塞，神气不通。

【配　方】　生乌翠（十两），升麻（三两），芍药、通草、羚羊角（各二两），蔷薇根（切，一升），艾叶（六铢，生者尤佳），生地黄（切，五合），猪脂（二斤）。

【制用法】　将上面的九味药材切碎，用绵丝裹住，然后用一升苦酒浸泡一晚，放入猪脂后用微火煎煮，待到苦酒熬尽成膏，膏不鸣出响声即可，去渣，取大杏仁大小的膏，放入喉中慢慢吞下。

母姜酒

【功　效】　主治脏热引起的咽门闭而气塞，腑寒引起的咽门破而声嘶。

【配　方】　母姜汁（二升），酥、牛髓、油（各一升），桂心、秦椒（各一两），防风（一两半），芎䓖、独活（各一两六铢）。

【制用法】　将上面的九味药材研为细末，放入姜汁中，熬至姜汁可淹没其他药，然后加入牛髓、酥和油等进行调制，再用微火熬沸三次，清晨的时候把二合膏放入一升温清酒中，慢慢吞下去，白天三次，夜间一次。

千金方
白话解读

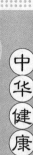
耳病第八

赤膏

【功　效】　主治耳聋，牙痛。

【配　方】　桂心、大黄、白术、细辛、芎䓖（各一两），干姜（二两），丹参（五两），蜀椒（一升），巴豆（十枚），大附子（二枚）。

【制用法】　将上面的十味药材切碎，用两升苦酒浸泡一晚，放入三斤猪脂煎煮，放冷后再煎煮，这样反复三次，药制成后去渣。可服可摩，耳聋的病人可用绵丝将药裹住，放入耳中。牙齿冷痛的病人可放入牙齿间。腹中有病的病人，可用酒送服枣大小的药膏。咽喉痛的病人，可取枣核大小的药膏吞下去。

面药第九

五香散

【功　效】　主治面部有黑气、黑痣、粉刺、雀斑。

【配　方】　毕豆（四两），黄芪、白茯苓、萎蕤、杜若、商陆、大豆黄卷（各二两），白芷、当归、白附子、冬瓜仁、杜衡、白僵蚕、辛夷仁、香附子、丁子香、蜀水花、旋覆花、防风、木兰、芎䓖、藁本、皂荚、白胶、杏仁、梅肉、酸浆、水萍、天门冬、白术、土瓜根（各三两），猪胰（二具，曝干）。

【制用法】　将上面的三十二味药材切捣过筛制成散药，可用来洗脸，十四天后脸色会变得白润，一年后就会与别人不同。

玉屑面脂

【功　效】　主治面部无光泽，皮肤发黑。

【配　方】　玉屑、芎䓖、土瓜根、萎蕤、桃仁、白附子、白芷、冬瓜仁、木兰、辛夷、商陆（各一两），菟丝子、藁本、青木香、白僵蚕、当归、黄芪、藿香、细辛（各十八铢），麝香、防风（各半两），鹰屎白、蜀水花（各一合），猪胰（细切，三具），白犬脂、鹅脂、熊脂、猪脂（各一升）。

【制用法】　将上面的二十八味药材切碎，先用水浸泡猪、鹅、犬、熊脂，多次换水直至血尽，其余药切碎，用一斗清酒浸泡一夜，第二天早晨将猪、鹅等脂与其他药相调和，放入铜铛中，另用白绢系白芷薄片放入铜铛中，一头拴在铜铛外，将铜铛放在炭火上慢慢煎熬至傍晚，期间经常拉起白芷，如白芷颜色发黄就可以了。用丝绵滤去药渣，猪胰用酒浸汁，取汁液倒入铜铛中，将玉屑、蜀水花、鹰屎白、麝香研为细末，等膏熬成后放入药中，搅拌均匀，放入瓷瓶内，每天取适量敷面。

桃花丸

【功　效】　主治面部有黑斑。

【配　方】　桃花（二升），桂心、乌喙、甘草（各一两）。

【制用法】　将上面的四味药材研为细末，用白蜜调制成大豆大小的药丸，服用十丸，一天两次。十日便可见效。也有方子加白附子、甜瓜子、杏仁各一两，为七味。

白杨皮散

【功　效】　主治面部与手部发黑。

【配　方】　白杨皮（十八铢，一方用橘皮），桃花（一两），白瓜子仁（三十铢）。

【制用法】　将上面的三味药材切捣过筛制成散药，用温酒送服方寸匕的量，一天三次。如果想要使皮肤变得白皙，加瓜子；如果想要使肌肤变得红润，加桃花。三十天后面部会变白，五十天后手和脚都会变白。

栀子丸

【功　效】　主治酒渣鼻，粉刺。

【配　方】　栀子仁、豉（各三升），芎䓖、甘草（各四两），大黄（六两），木兰皮（半两）。

【制用法】　将上面的六味药材研为细末，用蜂蜜调制成梧桐子大小的药丸，服十丸，一天三次，可逐渐加至十五丸。

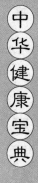

肝脏卷

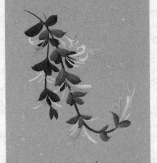

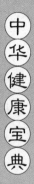

肝脏脉论第一

　　人是由天地的灵气生成的，所以人体内有五脏六腑、精气骨髓及筋脉；外有四肢九窍、皮毛爪齿、咽喉唇舌及肛门胞囊，它们聚集在一起就形成躯体。只有遵循生命机理，人体才得以调养生息，体内百脉得以顺畅安和；如果各种器官使用不当，就会造成五劳、七伤、六极这些祸患。如果药方可以医治，是再好不过的事；如果没有方法可凭借，生命就会奄奄一息。所以此书的中间部分，每一卷都详细地讲述了五脏六腑等处的血液循环流注，血液与九窍相会相应的地方以及五脏六腑等的轻重大小、长短阔狭、受盛多少。我依然罗列出治病的方法，有丸药、散药、酒药、煎药、汤药、膏药，还有摩法、熨法，以及针灸穴位的方法，全都详细地罗列出来。那些认真学习医术的人，可以参考并且效行。对于冷、热、虚、实、风、气等不同的症状，一定要按照药性来使用，就可以治内外百病。五脏对应的是天上的五星，地上的五岳，自然中的五行，人体中的五藏。五藏，就是精、神、魂、魄、意。我们通过辨别阴阳，考察虚实，弄清了病源，就可以采用相应的补泻方法，应禀三百六十五个骨节，最终使十二经脉相通。

　　肝主魂，是郎官，跟随神往来称为魂，魂是肝脏所藏的地方。眼睛是肝脏在外的器官。肝气与眼睛相通，眼睛可以调和五色。左眼为甲，属阳木；右眼为乙，属阴木。肝气相互循环流到紫宫，它的荣泽会表现在指甲上，在外主管筋，在内主管血液。肝脏重四斤四两，左边三叶，右边四叶，一共有七叶，有六个童子和三个玉女守卫。肝的神名叫蓝蓝，主藏魂，称为魂藏，与节气相呼应，所以说肝藏血，血舍魂。肝在气方面表现为话语，在液方面表现为眼泪。肝气太虚就会恐惧，肝气太实就会生气；肝气虚就会梦见园苑生草，肝气旺盛就会梦见伏在树下不敢起来，或梦见愤怒。如果厥气进入肝中，就会梦见山林树木。

　　在人睡眠的时候，血会藏在肝中。肝脏接受了血液，眼睛才能看见东西，接受了足够的血液才能走路，手掌才能握东西，手指才能抓东西。

　　肝脏属木，与胆合成腑。足厥阴经是肝脏的经脉，与足少阳经互为表里。肝脏为脉弦，肝气在冬季开始上升，春季时较为旺盛。春天来临时万物复苏，肝气来势软而弱，宽而虚，所以肝脉为弦。肝气软不能发汗，肝气弱不能泻下。人们常说的宽而虚，就是因为肝气宽则开，开则通，通则利。

春季人的络脉就像弦一样，属木，方位为东，万物在春季开始复苏，所以肝气来得软而弱，轻虚而滑，端直以长，所以称肝脉为弦，如果这种脉象相反，说明体内有病。如何才能判断脉象呢？如果肝气来得实而弦，就是太过，主要表现在体外；如果肝气来得不实而微，就是不及，主要表现在体内。肝气太过会让人容易发怒，头晕目眩，引发癫疾；肝气不及会让人感觉胸痛背痛，引起两胁胀满。肝脉来势软弱，犹如竹竿末梢摇动，称为平脉。

春天肝脉以胃气为本，肝脉来势盈实而滑，就像顺摸长竿，称为肝病。肝脉来势急而有劲，就像新张开的弓弦，称为肝死。

真肝脉来的时候，内外表现得较为急切，就像摸刀刃一样（《巢源》作赜赜然），如同按在琴弦上一样（《巢源》作如新张弓弦），患者的脸色青白没有光泽，毛发摧折的，很快就会死去。

春天称为平脉的脉象，是因为有胃气、脉象微弦；如果弦多、胃气少就说明患了肝病；脉象只有弦而没有胃气，称为死脉；有胃气而脉毛就说明是秋天生的病，脉毛现象很厉害就说明是今春生的病。

肝藏血，血舍魂，如果心中悲哀动荡就会损害魂，魂伤表现的是狂妄，以致精气不能常守，使人阴缩筋挛，两侧肋骨不能上举。毛发枯萎、面色憔悴，这样的患者会在秋天死去。

如果足厥阴肝经的经气衰竭，就会导致筋缩，并牵引睾丸和舌头。足厥阴经就是肝的经脉。肝，是筋脉汇合的地方。筋，聚集在生殖器上，同时在舌根结成络脉，所以脉气不正常营运会导致筋缩挛急，筋缩挛急会牵引睾丸和舌头，所以唇青、舌卷、卵缩就说明筋已死。这是因为庚辛属金，而肝属木，金克木。

患有肝病的人，如果出现死脏的迹象，用浮的手法感到脉象微弱，按的手法感到脉象不连续、犹如蛇那样弯曲而行，那么人会死亡。

春季肝木表现得旺盛，肝脉弦细而长称为平脉。如果脉象沉软而滑，是肾之乘肝，母之归子，是虚邪，这个病容易治愈。如果肝脉浮大而洪，是心邪欺凌肝，子欺母，是实邪，即使有病也会自愈。相反，如果诊得脉象微涩而短（《千金翼》云微浮而短涩），是肺欺凌肝，金克木，两者相抵触，将会不治而死。如果诊得脉象大而缓，是脾欺凌肝，土反欺木，是微邪，即使患病也会立即治愈。心邪欺肝必定上吐下利，肺邪欺肝就会癣肿。如果左手关上脉象阴绝，尺脉上是不至关的，说明没有肝脉，这种病苦于癃闭，遗溺难言，胁下有邪气，容易呕吐，治疗时应刺足少阳经上穴位。

左手关上的脉象阴实，是肝实的症状。这种症状表现为肉中疼痛，行动时容易呕吐、转筋，治疗时应刺足厥阴经上穴位。

肝脉到来的时候，犹如倚竿，如琴瑟弦，所谓平脉就是在一次呼吸的时间里肝脉搏动了两次，搏动三次是患了离经病，搏动四次是脱精，搏动五次就会昏迷，搏动六次就会丧命，这些是从足厥阴肝经脉上表现出来的症状。

肝脉脉象表现得急促，就会胡言乱语；微急，腋下就会有肝积，像倒扣的杯子；缓慢，就会呕吐；微缓，就会患胸下积水。脉象特别大则患内痛，容易呕血；脉象微大会患肝痹，引起缩咳，并且牵引小腹；脉象非常小会患多饮症，微小就会患消瘅病。脉象特别滑就会患颓疝；微滑就会患遗溺；极涩就会患淡饮症；微涩就会患瘕疝痉挛。

肝脉搏坚硬而且长，脸色不青，说明患有下坠病。如果脉象搏，因血在胁下累积，则令人喘逆。脉象软而散，面色带有光泽，会患溢饮病。患溢饮病的人容易口渴，饮水较多，而水容易溢入肌皮肠胃之外。

肝脉到来的时候，脉象较长而且能够左右弹击的，是有积气在胁下、四肢下，这就是肝痹。得了这种病是因为寒湿，与疝病相同，主要表现为腰部及头部疼痛。

扁鹊说：肝有病则眼神容易涣散，肝虚就会生寒，生寒则阴气较盛，就会梦见山树等。肝实则生热，生热则阳气盛，就会在梦中发怒。

肝在声音上表现为呼，在动作上表现为握，在情志上表现为怒。愤怒容易伤肝，精与气归并于肝就会忧虑，肝虚容易恐惧，肝实就会发怒，经常愤怒也会产生忧虑。

五色蕃华，其气应春。故气色发生变化的人，可取之荥穴。

如果病先发于肝脏，就会头晕目眩，胁痛且支撑胀满。一日之内病就会到脾上，这时会感觉闭塞不通，身体疼痛且沉重；两日之后就会到胃，产生腹胀；三日之后到肾，这时小腹腰脊疼痛，胫酸；十日还没有治愈的，必死无疑。死去的时刻，在冬天是太阳落山之时（酉时），在夏天是人们吃早饭时（辰时）。

通常患肝病的，早上病情有所缓和，神清气爽，晚饭时最为严重，半夜最为平静。

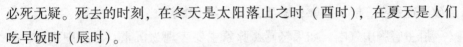

如果患了肝病，是在西行途中或者吃了鸡肉发作的，发作的时间是秋天的庚辛日。

凡是患了肝病的人，必然两胁下疼痛，疼痛牵引少腹，使人容易愤怒。肝虚的话眼睛会看不清东西，耳朵听不清声音，容易产生恐惧，像有人在追捕自己。如果想医治，应当取足厥阴肝经与足少阳胆经。气上逆会导致头目疼痛，耳聋或听觉不灵，面颊发肿充血。

肝脉用沉的手法诊得脉象急，与用浮的手法诊得的结果相同，患者苦于胁痛有气，支撑胀满经常引起小腹疼痛，头晕目眩，小便困难，腿脚发冷，腰背疼痛，妇女月经不来，或者时有时无，一般这种病是小时候从高处坠落导致的。

如果肝生了病，面色就会发青，手和脚拘急，胁下苦满，时常头晕目眩，脉象弦长，这种病是可以治愈的。最好服用防风竹沥汤、秦艽散。如果用针灸治疗，建议春季针刺大敦穴，夏季针刺行间穴，冬天针刺曲泉穴，这些都属于补法。夏季针刺太冲穴，秋季针刺中都穴，这些都属于泻法。同时可适当艾灸期门穴一百壮，脊柱第九椎（即第九胸椎）五十壮，效果会更好。

如果肝生了病，两胁下会疼痛，体内寒冷，有恶血滞留在体内，容易抽搐，骨节时常发肿，应引起重视。建议取行间穴以引导邪气下行减轻胁痛，同时补足三里以温中和胃，取治血脉以消散恶血，取治耳间青脉可祛除抽搐症。

凡是从高处坠落而受伤的患者，恶血都会滞留在体内，或者大怒的患者，气上逆而不能下行的，邪气就会积聚在左胁下而伤肝。

如果肝中了风邪，就会导致头眼瞤动，两胁疼痛，行走时弯腰驼背，好像患了恶阻病想呕吐一般，特别喜欢吃甜食。

如果肝中了寒邪，患者往往害怕寒冷，有脸发红，全身微汗，胸中烦热等症状。

患了寒邪的人，两臂不能高高抬起，舌根干燥，经常叹息，胸中疼痛以致不能翻身，时时咳嗽，盗汗，饭后会吐酸水。

肝主管胸中气喘，如果怒骂，脉象主要表现为沉重，且胸中窒闷，想让人推按它，体内很热，且鼻子窒塞。

如果肝脏受了损伤，患者会逐渐消瘦，卧床时口张开着，手足时常发青，总想合上眼睛，瞳仁发痛。

患了肝腹水的患者，主要症状是腹大，身体不能自由转侧，还伴有胁下腹中疼痛，不时生出津液，小便续通。

患了肝胀的患者，主要症状是胁下满胀，进而引发小腹疼痛。

肝脏气血郁滞的患者，时常想按捺捶打胸口来缓解症状，在发病初期不严重时，只想喝热饮。

该如何诊断患有肝积的症状呢？首先，患者的脉象弦细，两胁下疼痛；其次，邪气会继续顺着心往下游走，腿脚发寒，胁痛牵引着腹部，男子患积疝，女子患瘕淋；再次，人体的皮肉逐渐消瘦没有光泽，容易转筋，指甲会慢慢发黑，春天时症状会缓和，秋天时较为严重，且脸色发青。

人们通常把肝的积气叫肥气，在左胁下犹如倒扣的杯子，而且有头有脚，像龟鳖一样。这种病不容易根治，从而引发咳嗽气逆或疟疾病，连续几年都不能康复，这种病一般是在夏季戊己日患上的。这是因为肺先将病邪传给肝，肝就会传给脾，脾在夏季最为旺盛，脾旺就不会染上病邪，肝如果再想还给肺，肺又不肯接受，所以只能在肝内。因此可以判断的是肥气是在夏季感染的。

还有一种危险的肝病，症状为胸满胁胀，容易愤怒或呼叫，身体发热又怕寒冷，四肢无力举动，脸发白，身体滑。原本肝的脉象应该弦长而急，现在反而短涩；脸色应该是青色，此时脸色却发白，从五行相克的理论解释，这是金克木的原因，大逆常情，不能治愈，必死无疑。

襄公问扁鹊道：我想不诊脉，只想通过观察患者的声音、面色，就知道患者的生死，这样的方法你可以讲给我听吗？扁鹊回答说：这是圣道最重要的大义，老师是无法传授的。黄帝十分重视它，认为它比金玉还要贵重。我们去医院看病的时候，医生通过其中的望和闻，可以初步判断患者的吉凶之相。患者发角音，这是主肝之声，呼是肝在声上的表现，琴音是肝在音上的表现，怒是肝在情志上的表现，足厥阴经是肝的经脉。如果厥气逆少阳经，就会导致营卫不畅通，阴气外伤，阴阳交杂，阳气内击就会生寒，生寒容易导致肝虚，肝虚容易导致喑哑发不出声。这是疠风入肝，可以用续命汤治疗。

如果患者蹲坐时两膝上耸，低头困难，而且四肢缓弱，面目青黑，遗尿便痢，严重时无法医治，应在十天到一月以内，用桂枝酒治疗。从五行相克的理论解释，如果患者又呼又哭，然后又从哭转为呻吟，这是金克木，阴击阳的原因。阳气下伏而阴气上浮，阳气下伏会导致肝实，肝实则生热，生热则气喘，气喘便导致气上逆，气上逆后会生闷，烦闷就会导致恐惧，眼睛看不清楚，说话的声音非常急切，乱说有人。这些都属于邪热伤肝的症状，严重时无法医治。如果唇色虽青，向眼不应，还是可以治愈的，比如用地黄煎主治，可参考药方肝虚实篇中的说明。

肝经的疟疾，症状是面色发青，经常叹息，样子如死人一般。用乌梅丸可以治愈。如果患者平时很少悲愤，忽然嗔怒，而且说话还很反常，时而缓慢时而急促，话还没有说完，就用手指着眼睛，像有所思考一样，这样的人即使病没有立即到来，灾祸迟早也会来临。如果患者肝虚，大多是被寒风所伤；如果患者肝实，大多是被热气所伤。因阴气所伤就补阴虚，因阳气所伤就泻阳实。

青为肝，肝合筋，颜色青如翠鸟羽毛，这是健康的表现。人的眼睛与肝脏相连，是肝脏外延的器官。如果患者的体质为木形，与上角体形体质相比，面色发青，头小面长，肩大，身直，背平，手足小，气力小，好思考，有才华，多忧劳世事，喜春夏不喜秋冬，就会感受秋冬的邪气导致生病，足厥阴经交横错杂。胁有脆、广、正、坚、合、倾等情况，任何一种都会与肝相对应。青色是肝正常的颜色。肌肤纹理粗的人，肝就大，肝大则肝虚，肝虚就会生寒，寒气逼迫胃与咽，容易导致胸中阻隔不通，早上会胁下疼痛。肌肤纹理细的人，肝小，肝小就会脏气安定，也不会有胁下的各种疾病。胁宽骹反的患者肝位偏高，位高则肝实，肝实则生热，热气上逆到贲门加诸胁下很快会生为息贲。两胁高耸的人，肝脏位置低下，肝脏低下会逼迫胃而使胁下空虚，胁空虚容易遭受邪气侵袭。胁骨坚硬的人，肝坚实，肝坚实就会使肝气安定难以受伤；胁骨弱的人，肝脆弱，肝脆弱就容易生消瘅病，容易中伤。胁腹好相的人，肝脏的位置端正，肝位端正，肝和利难以受伤；胁骨偏举的人，肝脏倾斜，容易导致胁下疼痛。

凡是十二经脉在人体皮肤的分属部位有凹陷或凸起的人，必生病患。

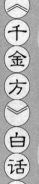

肝气在足少阳胆经中运行，胆经是肝的分属部位，外部也随之有所变化。脉象浮表明病在身体外部，脉象沉表明病在身体内部。如果患者反映出的疾病颜色从外向内蔓延，病则是从外部传来的，经脉分属部位会凸起；如果患者反映出的疾病颜色从内向外蔓延，病则是从内部得来的，经脉分属部位会凹陷。身体内部的疾病先治阴，然后治阳；身体外部的疾病则先治阳再治阴。阳主治身体外部的疾病，阴主治身体内部的疾病。

人如果患病，肝脏通常会在身体外部有所变化。肝脏生病以前，人的眼睛无色。如果肝先死，眼睛会因此失去精神。如果天中发际等分，墓色与之相互对应，就会不治而死。所以应当仔细观察病的颜色，以便增减斟酌时日的缓急，较慢的情况下，不出四百天，快的情况下也不会超过十天或者一个月。也有肝病稍微好转却突然死去的情况，如何判断这样的病情呢？患者的脸颊上出现拇指大的青白色斑点，会猝死。病人在肝脉绝后八天就会死去，如何知道这种情况呢？如果患者面青目赤，只想伏睡，看不见人，且汗流不止，一天或两天就会死去。如果患者面黑目青，则不会死；但是青得像草席一样枯白颜色的就会死。在经脉的分属部位会显示出吉凶的颜色，青白色进入眼睛的话，人往往不出一年会生病。如果一年内没有生病，那么三年之内，病祸必定出现。

在五行之中，春为木，春脉为肝脉，颜色主要是青色，主足少阳脉。春天取治络脉时，皮肉与骨相互分离，春天树木开始生长，肝气自然也开始生成，肝气表现得急，说明肝受了风邪，肝经脉象深藏，这是因为肝气太少以致不能深入经脉之中，所以取治络脉分肉之间。肝脉的根源在窍阴之间，肝脉会聚集在天窗穴前。天窗是耳前的上下脉，用手按时搏动的就是。

肝的筋起于小趾及次趾之上，在外踝的地方聚集，再往上沿着胫骨向上外侧延伸，聚集在膝的外侧。另一支从辅骨外侧开始，向上经过大腿前，聚集在伏兔穴之上，从大腿后经过的在尾尻处聚集。一支主筋向上经过季胁下方夹脊两旁的空软部分到达季胁，再向上经过腋前侧，挟应乳即胸大肌两旁，在缺盆处聚集。还有一支筋上行，从腋部出来，穿过缺盆，从太阳穴之前出来，再循着耳后直上额角，在巅顶之上交会，再下行经过颔，在颧骨上聚集。这些分支在外眼角处聚集便形成了外维。肝脉先从外眼角处出发，向上到额角，再下行绕至耳后，沿着颈部来到手少阳经，再沿着肩从手少阳经的后面退出，最后进入缺盆。另一支经脉从耳后进入耳中，从耳前出来，再到外眼角的后面。

支脉从外眼角出来，下行到大迎，在颧骨下与手少阳经交会，加颊车，然后下行经过颈部和缺盆交会，再继续下行到胸中，穿过膈与肝进行联络，属胆经，沿着肋骨的内侧，从气街穿出来，绕过毛际，横向进入环跳。主脉从缺盆到下腋，再沿着胸部继续下行，经过季胁下行并在环跳中聚集，沿着大腿外侧向下行进并从膝盖的外侧出来，再下行到外辅骨的前面，直接抵达绝骨的末端，再从外踝之前出来，沿着足背前行，从小趾和次趾端出来。它的支脉离开脚背，继续上行进入大趾之间，沿着大趾歧内并从趾端出来，再返回穿过爪甲，出三毛（即聚毛、丛毛），在大趾第一节背面皮肤上出来，与足厥阴经相互交会，互为表里。厥阴经的根本在行间以上五寸，与背俞穴相互对应，它们共同在手太阴经上交会。

离足踝半寸的地方就是足少阳络脉，也叫光明。从这里分出厥阴肝经，向下联络足背，主管肝生病。肝实会胆热，胆热就会厥冷，厥冷则是阳脉生病。阳脉反逆，比寸口脉大一倍，生病的症状是胸中有热，心胁头额疼痛，缺盆腋下发肿。肝虚会胆寒，胆寒就会痿躄（指行走困难），痿躄说明阴脉出现了问题。阴脉反而小于寸口脉，生病的症状是少气口苦，胸中有寒，身体没有光泽，向外直到小腿、绝骨外以及每一个骨节都疼痛。如果阴阳俱动或俱静，像牵引绳索而停顿一样，说明足少阳胆经筋脉出现了问题。

足厥阴经的经脉起始于足大趾关节，在离内踝一寸的地方，就是体毛聚会的边缘，沿着足背上侧继续向上，在距离内踝上方八寸的地方，在足太阴脾经的后面聚集；继续沿着膝弯里面，以及大腿的内侧进入阴毛中，绕过阴器，来到小腹、挟胃两旁，属于肝经，连接胆，向上穿过膈，分布在胁肋，沿着喉咙之后，向上进入鼻咽部，与眼睛相连，再向上从额部穿出，在巅顶与督脉交会。

足厥阴经脉的支脉从目系出来，下行到面颊里面并且在口唇之内环绕。它的另一支脉又从肝分出，另行穿过膈向上行，注入肺中。如果足厥阴经脉受到外邪侵袭，会导致腰部疼痛而且不可俯仰，妇女小腹肿胀，男人患癞疝症，严重者出现呕吐，口舌干涸，面尘脱色的症状。如果是由足厥阴经脉所属的腑脏引发，就会出现胸满呕逆，遗溺闭癃，洞泄狐疝的症状。

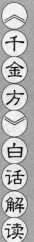
千金方白话解读

肝气旺盛的人，寸口脉比常人的人迎脉大一倍；肝气虚弱的人，寸口脉比常人的人迎脉弱。

足厥阴络脉也叫蠡沟，在距离内踝向上五寸的地方，另行进入足少阳胆经。其他的支脉沿着胫骨上行到睾丸，在阴茎处聚集。假如它的脉气逆乱，睾丸就会发肿，最后导致疝气。脉气实阴茎就会坚挺长热，脉气虚阴茎就会暴痒。要想治疗，就要治愈它的支脉。足厥阴经的筋从大趾出发，向上行进到内踝之前聚集，再沿着脚胫向上，在腓骨内侧之上聚集，再向下沿着阴股与阴器交结，进而与各种筋结成络脉。

春季时节，犯肝胆青筋病的比较多，病根来自足少阴肾经，涉及少阳胆经，这个时候，少阴之气开始衰弱，少阳之气开始生发，阴阳之气在腠理滞结相搏，皮肤病也会相继而来，人体内外的病患也因此而起。少阳的阳气攻击反逆少阴的阴气，容易导致脏腑生瘟疫，这个病正好与前者相反。腑虚容易被阴邪伤害，出现脚缩不能伸展，腰背强急，眼睛昏花，脚胫非常疼痛的症状；脏实容易被阳毒损伤，会出现先冷后热，颈外两筋牵引使颈项不能屈伸，眼睛赤黄，颈背僵直的症状，如果想转动，必须全身回侧，因此称为青筋牵病。

扁鹊说：灸肝俞（经穴名，在背部）和肺俞，主要治疗丹毒牵病，其中最重要的是要依据病源进行施治。调理好阴阳，就可以避免发生脏腑之病。

肝虚实第二

肝实热

左手关上脉象阴实，是足厥阴经阴实证。症状有心下坚满不堪，两胁疼痛，呼吸急促像在发怒，这种病就是肝实热。

竹沥泄热汤

【功　效】　主治肝实热，喘逆闷恐，视物不清，狂悸，妄言等。

【配　方】　竹沥（一升），生姜、芍药（各四分），大青、麻黄、栀子仁、升麻、茯苓、玄参、知母（各三分），生葛、石膏（各八分）。

【制用法】　将后十一味药材切碎，加水九升煎煮，取二升半药汁，去渣，加入竹沥，再煮两三沸，分三次服用。

泻肝前胡汤

【功　效】　主治肝实热，胸满，气急阻塞，眼睛疼痛等。

【配　方】　前胡、秦皮、细辛、栀子仁、黄芩、升麻、蕤仁、决明子、芒硝（各三两），苦竹叶、车前叶（切，各一升）。

【制用法】　将除芒硝外的十味药材切碎，加水九升煎煮，取三升药汁，去渣，加入芒硝，分三次服用。也有方子加柴胡三两，共十二味。

防风煮散

【功　效】　主治肝实热，梦中发怒、虚惊等。

【配　方】　防风、茯苓、萎蕤、白术、橘皮、丹参（各一两三分），细辛（二两），射干、甘草（各一两），升麻、黄芩（各一两半），大枣（二十一枚），酸枣仁（三分）。

【制用法】　将上面的十三味药材研为细末制成散药，每次取二方寸匕的量用布帛包裹，加二升井花水煎煮，时不时翻动药包，取一升药汁，分两次服用。

肝虚寒

　　左手关上脉象阴虚，是足厥阴经阴虚证。症状有胁下坚满，时寒时热，腹胀，腹满，饮食不欲，郁郁寡欢，妇人月经不调，腰腹疼痛，这种病就是肝虚寒。

补肝汤

【功　效】　主治肝气不足，两胁下满，四肢厥冷，筋急，不能大口呼吸，

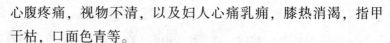

心腹疼痛，视物不清，以及妇人心痛乳痈，膝热消渴，指甲干枯，口面色青等。

【配　方】 山茱萸（《千金翼》作乌头）、甘草、桂心（各一两），细辛、桃仁（《千金翼》作蕤仁）、柏子仁、茯苓、防风（各二两），大枣（二十四枚）。

【制用法】 将上面的九味药材切碎，加水九升煎煮，取五升药汁，去渣，分三次服用。

补肝散

【功　效】 主治左胁偏痛，消化不良，眼睛发昏，迎风流泪，视物不清，遇风寒病情加重等。

【配　方】 山茱萸、桂心、薯蓣、天雄、茯苓、人参（各五分），芎䓖、白术、独活、五加皮、大黄（各七分），防风、干姜、丹参、厚朴、细辛、桔梗（各一两半），甘菊花、甘草（各一两），贯众（半两），橘皮（三分），陈麦曲、大麦蘖（各一升）。

【制用法】 将上面的二十三味药材切捣过筛制成散药，以酒送服，每次服方寸匕的量，一日两次。如果消化不良，可以饭后服用；如果用于止痛，可以饭前服用。

防风补煎

【功　效】 主治肝虚寒，眼昏，视物不清等。

【配　方】 防风、细辛、芎䓖、白鲜皮、独活、甘草（各三两），橘皮（二两），大枣（二十一枚），甘竹叶（切，一斗），蜜（五合）。

【制用法】 将上面的十味药材切碎，用一斗二升水，先煮前九味，取四升药汁，去渣，下蜜前再煎两沸，分四次服用，白天三次，夜晚一次。如果是五、六月，必须用干燥器具贮藏，藏入冷水中。

槟榔汤

【功　效】 主治肝虚寒，胀满气急，胁下疼痛，眼睛昏浊，视物不清等。

【配　方】 槟榔（二十四枚），母姜（七两），附子（七枚），茯苓、橘皮、桂心（各三两），桔梗、白术（各四两），吴茱萸（五两）。

【制用法】 将上面的九味药材切碎，加九升水煎煮，取三升药汁，去渣，分三次温服。如果患者气喘，加芎劳三两、半夏四两、甘草二两。如果肝虚，视物不清，可用针灸的方法，即灸肝俞二百壮，小孩斟酌处理，可灸七至十四壮。

肝劳第三

如果患了肝劳，患者应补心气，因为只有心气旺盛才能对肝有益。人违逆春气就会使足少阳脉气不生，而肝气在体内就会发生逆乱。顺应这个规律就可以生，违背这个规律就会死；顺应就会安定，违背就会逆乱；反顺就是逆，就是关格，病就产生了。

猪膏酒

【功　效】 主治关格劳涩，肝劳虚寒，闭塞不通，毛发憔悴，面无光泽。

【配　方】 猪膏、姜汁（各四升）。

【制用法】 将上面的两味药材用微火煎，取三升药汁，加酒五合再煎，分三次服用。

虎骨酒

【功　效】 主治口苦，筋挛缩，关节骨疼痛，烦闷等。

【配　方】 虎骨（炙焦，碎如雀头，一升），丹参（八两），干地黄（七两），地骨皮、干姜、芎劳（各四两），猪椒根、白术、五加皮、枳实（各五两）。

【制用法】 将上面的十味药材切碎，用绢袋盛装，用四斗酒浸泡四天，每次服用六七合，可渐渐加量至一升，每天两次。

筋极第四

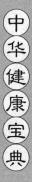

所谓六极，就是天气与肺相通，地气与咽相通，风气与肝相应，雷气动心，谷气与脾感应，雨气滋润着肾。如果说六经为川，肠胃为海，那么九窍就是水注之气，所以九窍与五脏互相对应。五脏如果受到邪气的伤害，会导致六腑生极，所以叫作五脏六极。

所谓筋极病，就是筋与肝相合，肝与筋相互对应，所以一般肝患了病大多都从筋开始。又有说法是春天患病叫作筋痹，筋痹没有痊愈，又遭受到邪气，邪气就会入侵肝脏，这样阳气进入体内，导致阴气外泄。阴气外泄就会导致内虚，内虚会导致筋虚，筋虚则易悲，进而导致眼睛底下颜色苍白或发青。如果遭受寒邪，人的筋（即韧带）就不能转动，十个指甲也会疼痛，而且经常抽筋。

这些病的根源是在春季甲乙日里受到了邪气的侵扰，风侵袭筋就是肝虚风。如果阳气在体内发作，一旦发作就会肝实，肝实则筋实，筋实则易怒，而且喉咙干燥。伤热就会咳嗽，咳嗽会导致胁下疼痛不能转侧，再加上脚下满痛，所以称为肝实风。仔细观察阴阳用以分辨刚柔，阴病则治阳，阳病则治阴。善于治病的人，病在皮毛、肌肤、筋脉时就会及时医治；医术稍次的，当病在六腑时才医治；倘若病已发展到五脏，就无法治愈了。

名医扁鹊说：患筋绝（虚劳死证，属于中医学危重症候之一）不出九天，人就会死去。其症状是手足指（趾）甲青黑，呼骂声不停息。因为筋与足厥阴肝经相互对应，足厥阴肝经脉气断绝就会导致筋缩，进而牵连睾丸与舌头，此时筋已经先死了。

橘皮通气汤

【功 效】 主治筋实导致的咳嗽，两胁下疼痛等。

【配　方】 橘皮（四两），白术、石膏（各五两），细辛、当归、桂心、茯苓（各二两），香豉（一升）。

【制用法】 将上面的八味药材切碎，用九升水煎煮，取三升药汁，去渣，分三次服用。

丹参煮散

【功　效】 主治筋实极，症状为两脚下满痛，不能远行，脚心像筋被割断一样，疼痛难忍。

【配　方】 丹参（三两），当归、通草、干地黄、麦门冬、升麻、禹余粮、麻黄（各一两十八铢），牛膝（二两六铢），生姜（切，炒取焦干）、牡蛎、芎䓖、杜仲、续断、地骨皮（各二两），甘草、桂心（各一两六铢）。

【制用法】 将上面的十七味药材切捣过筛制成粗散，用绢袋盛装二方寸匕的量，用井花水二升煎煮，不时翻动袋子，取一升药汁，一次服完，每天两次。

地黄煎

【功　效】 主治筋实极，症状为手脚指（趾）甲发青、发黄、发黑，四肢筋急，心中烦闷等。

【配　方】 生地黄汁（三升），生葛汁、生玄参汁（各一升），大黄、升麻（各二两），栀子仁、麻黄、犀角（各三两），石膏（五两），芍药（四两）。

【制用法】 将上面的后七味药材切碎，用水七升煎煮后七物，取汁二升，去渣，加生地黄汁煎一两沸，然后加生葛汁等再煎取三升，分三服，每天两次。

五加酒

【功　效】 主治筋虚极及筋痹，症状是心气悲观，脚手拘挛，四肢嘘吸，

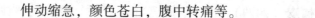

伸动缩急，颜色苍白，腹中转痛等。

【配　方】 五加皮（一斤），枳刺（二升），大麻仁（三升），猪椒根皮、丹参（各八两），桂心、当归、甘草（各三两），天雄、秦椒、白鲜、通草（各四两），芎劳、干姜（各五两），薏苡仁（半升）。

【制用法】 将上面的十五味药材切碎，用绢袋盛装，用四斗清酒浸泡，春夏两季四天，秋冬两季六七天，初时服六七合，可逐渐加量，以痊愈为准。

人参酒

【功　效】 主治筋虚极导致的筋不能转，十指皆痛，屡屡抽筋，不能饮食，或舌卷唇青引起的睾丸上缩，腹中绞痛等。

【配　方】 人参、防风、茯苓、细辛、秦椒、黄芪、当归、牛膝、桔梗（各一两半），干地黄、丹参、薯蓣、钟乳、矾石（各三两），山茱萸、芎劳（各二两），白术、麻黄（各二两半），大枣（三十枚），五加皮（一升），生姜（切，炒干）、乌麻（碎，各二升）。

【制用法】 将上面的二十二味药材切碎，用小袋子盛好钟乳，用两斗半清酒浸泡五宿，温服三合，每日两次。如果没有效果，患者依情况自行增减。

坚症积聚第五

病有积与聚，该如何区分呢？回答道：所谓积，就是阴气积累而成；所谓聚，就是阳气聚集而成。所以阴气下沉称为隐伏，阳气上浮称为发动。因此，积是由五脏生成的，聚是由六腑生成的。

积的是阴气，它在开始发作时，有固定的地方，作痛的时候也不会离开经脉的分属部位，上下有始有终，左右有穷有尽。聚的是阳气，它在开始发作时就没有根本，上下没有留止，作痛无固定的地方。因此，可通过这些来辨别病的积和聚。

当人体经络感受到病邪后，病邪首先进入肠胃，于是在五脏内产生积聚之气，进而使伏梁、息贲、肥气、痞气、奔豚等一类的疾病发作。积聚而致病是怎么一回事呢？回答道：积的生成是从感受寒邪开始的，厥气上逆从而形成积。肠中容易患积病，该如何诊断呢？如果患者皮肤薄且没有光泽，皮肉不坚实且柔弱，这样的肠胃就容易被恶邪所伤，也就是伤恶。伤恶则会使邪气在体内滞留积聚，进而形成肠胃之积。如果寒温接踵而至，那么邪气会更加严重，等到邪气蓄积，就形成了大聚。

问道：发病时身体、腰、髀、股、胫全都发肿，绕脐四周疼痛，这是什么病呢？回答：是伏梁病。患这种病不可乱动，乱动就会导致水溺病，小腹盛满。左右上下都是有风根的，就是患了伏梁病。如果患者肠胃外面裹有脓血，千万不可进行医治，如果硬要治疗，就会有致命的危险。由于伏梁病下行会导致脓血，上行会逼迫胃管穿出隔膜，在胃管两侧生为痈，所以属于慢性病，难以治疗。如果是在脐上则为逆，不要企图祛除，因为病气会渗出，依附在肓上，肓的本原在肚脐下，所以绕脐四周会疼痛。

三台丸

【功　效】 主治五脏寒热积聚，腹胀肠鸣而嗳气，饮食不能充养肌肤，严重者呕逆。经常服用，具有调和大小便、增长肌肉的功效。

【配　方】 大黄（熬）、前胡（各二两），硝石、葶苈、杏仁（各一升），厚朴、附子、细辛、半夏（各一两），茯苓（半两）。

【制用法】 将上面的十味药材研为细末，用蜜调和，捣五千杵，制成梧桐子大小的药丸，开始每次取五丸，逐渐加至十丸，以有感觉为宜。

五石乌头丸

【功　效】 主治虚弱劳冷，以及呕吐，逆不下食，略有风湿等。

【配　方】　钟乳（炼）、紫石英、硫黄、赤石脂、矾石、枳实、甘草、白术、紫菀、山茱萸、防风、白薇、桔梗、天雄、皂荚、细辛、苁蓉、人参、附子、藜芦（各一两六铢），干姜、吴茱萸、蜀椒、桂心、麦门冬（各二两半），乌头（三两），厚朴、远志、茯苓（各一两半），当归（二两），枣膏（五合），干地黄（一两十八铢）。

【制用法】　将上面的三十二味药材研为细末，用蜜调和，捣五千杵，制成梧桐子大小的药丸，每次用酒送服十丸，每天服用三次，酌情适当加量。

胆腑方卷

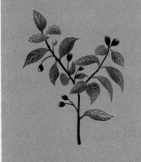

胆腑脉论第一

胆腑受肝的主管，肝合气于胆。胆是中清之腑（《难经》中说：胆是清净之腑。《甲乙》中说：胆是中精之腑）。肝与胆具有疏泄的功能，也能调节制约各个脏腑，其重三两三铢，长三寸三分，在肝短叶间之下，贮藏水精汁二合（《难经》中也作三合）。既可以怒喜，也可以刚柔。当人目下胞肿胀时，其胆就会横起来。胆、脑、骨、髓、脉、女子子宫，这六者是感受地之气而生的，并且取法于地，其性属阴，所以藏而不泻，叫作"奇恒之腑"。胃、大肠、小肠、三焦、膀胱，这五者是感受天之气而生的，并且取法于天，所以泻而不藏，它们收纳五脏浊气，所以叫作"传化之腑"，它们所收纳之物不能长时间贮藏，而要输泻出体外。所谓五脏，是藏精气（《甲乙》作神）而不泻，因为精气充满而不收纳水谷，所以不能被充实。所谓六腑，是要把食物消化掉，所以经常是充实的，但不能像五脏那样充满。之所以会这样，是因为食物进入体内，胃里虽然充实，但是肠道里面却是空空的，食物下去的时候，肠道里很充实，胃里却又空了。所以说：实而不满，满而不实也。

左手关上脉象阳绝的人，没有胆脉，会膝疼，口苦，闭目，多惊少力，或常见鬼似的感到害怕。治疗的方法是在足厥阴肝经上取穴，刺大脚趾间，或刺三毛足大脚趾第一节背面皮肤处。

左手关上脉象阳实是胆实的象征，患者会出现腹部不安，以及身体飘举不稳等症状。其治疗方法是在足少阳胆经上取穴，刺足上第二趾节后一寸处，这样就可以痊愈。

如果胆腑患病，会经常叹气，口中苦涩，呕吐胆汁，心中不安定，多恐惧，感觉像有人在抓捕他，咽喉中像有梗阻，经常吐唾液。这是邪气在胆而上逆于胃，胆液泄出导致口苦，胃气上逆导致呕吐苦汁，这个病叫作呕胆。诊治时建议观察足少阳的起止端，观察脉的陷下处并灸灼。患者如果患了寒热证，可以刺阳陵泉穴。对胃气上逆的患者，可以刺足少阳血络，使其胆闭藏，再调节其虚实邪正之气，这样就可以消除邪气。

患了胆胀的患者，是因为受寒气所迫，症状主要有正邪相争，营卫郁滞，胁下痛胀，口苦，常叹息。

如果病邪先进入肝脏，会将邪气传到胆腑，导致咳嗽，进而呕吐胆汁。

如果患者体内病邪逆行侵入胆，就会梦见争斗、打官司的场景。《甲乙经》说梦见争斗相讼而自剖。

我们知道肝与筋相互对应，指甲薄而颜色红，说明胆弱；指甲厚而颜色黄，说明胆厚；指甲软薄而颜色红，说明胆缓；指甲坚硬而颜色青，说明胆急；指甲恶乱多损而颜色黑，说明胆纠结；指甲直没有卷曲而颜色白，说明胆直。

扁鹊说：足厥阴肝经与少阳胆经互为表里，表清里浊。发生病变时，如果实极，容易被热气所伤，热就会惊动精神而不能固守，便会卧起不定。如果虚，就会被寒气所伤，会恐惧，头昏眩，不能独卧。其病症发作在玄水，病根在胆，病症先从头面部开始一直肿到足部。如果胆出现病变，患者的眉毛就会因胆病而脱落，如果眉毛脱落，通常会在七天之内死去。

足少阳之脉发生病变会引起口苦，经常叹息，心胁痛不能转侧身体，严重者脸上微微发黑，身体没有光泽，足背发热，这就是阳厥。这是主骨所生的疾病，症状有头痛，下颌角痛，目锐眦痛，缺盆中肿痛，腋下肿痛，患马刀挟瘿，汗出振寒，发疟疾，胸中肋骨及大腿膝外侧至胫骨上端外踝前及各关节都痛，小指、次指不能动。实证者的人迎部比寸口的脉大，虚证者则人迎部比寸口的脉小。

胆虚实第二

胆实热

左手关部脉象阳实，是足少阳经阳实证。症状有腹中气满，饮食不下，咽干，胁痛，恶寒，头痛，名叫胆实热证。

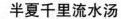

半夏千里流水汤

【功　效】主治胆腑实热导致的精神不宁。

【配　方】半夏、宿姜（各三两），黄芩（一两），生地黄（五两），远志、茯苓（各二两），秫米（一升），酸枣仁（五合）。

【制用法】将上面的八味药材切碎，用五斗长流水煮秫米，煎至沸腾如蟹目状，反复搅和三千次，澄清，取九升煮药，取三升半药汁，分三次服下。（《集验方》治虚烦闷不得眠，无地黄、远志，有麦门冬、桂心、甘草、人参各二两）

胆虚寒

左手关部脉象阳虚，是足少阳经阳虚证。症状是晕眩痿厥，足趾不能摇动，足躄不能行走，行动跌倒，眼睛发黄，视线模糊，名叫胆虚寒证。

温胆汤

【功　效】主治大病初愈后虚烦不得眠等。

【配　方】半夏、竹茹、枳实（各二两），橘皮（三两），甘草（一两），生姜（四两）。

【制用法】将上面的六味药材切碎，用八升水煎煮，取两升药汁，分三次服用。

千里流水汤

【功　效】主治虚烦不得入眠。

【配　方】麦门冬、半夏（各三两），茯苓（四两），酸枣仁（二升），甘草、桂心、黄芩、远志、草薢、人参、生姜（各二两），秫米（一升）。

【制用法】 将上面的十二味药材切碎，用一斛千里流水煮米，煎至沸腾如蟹目状，扬一万遍澄清，取一斗煮药，取二升半药汁，分三次服用。

酸枣汤

【功　效】 主治虚劳烦扰，夜不能寐，奔气在胸中等。

【配　方】 酸枣仁（三升），人参、桂心、生姜（各二两），石膏（四两），茯苓、知母（各三两），甘草（一两半）。

【制用法】 将上面的八味药材切碎，用一斗水先煮酸枣仁，取七升药汁，去渣，下药煎煮，取三升药汁，分三次服用，每天三次。

咽门论第三

所谓咽门，与五脏六腑相互对应，是神和气之间的往来，是阴和阳通塞的道路。喉咙、胞囊、舌头、津液是人体感应五味之气的根本，不可不细致地研究。咽门是肝胆的外候，其重十两，宽二寸五分，至胃管处总长一尺六寸，功能是疏通五脏六腑的津液与神气，与十二时辰对应。如果五脏出现热证，咽门就会关闭，气也会阻塞，如果六腑寒，咽门就会破裂，声音也会嘶哑，母姜酒可以治疗。如果是热证，就用咽门畅通的方法；如果是寒证，就用滋补的方法。如果寒证和热证互相调和，自然就不会生病。

髓虚实第四

髓虚的患者时常脑痛不安，髓实的患者英勇强悍。髓的虚实都受肝胆的掌控。如果腑脏生病是从髓发生的，热则表现在肝脏，寒则表现在胆腑。

羌活补髓丸

【功　效】　主治髓虚，胆腑中寒，脑痛不安等。

【配　方】　羌活、芎䓖、当归（各三两），桂心（二两），人参（四两），
枣肉（研如脂）、羊髓、酥（各一升），大麻仁（熬研如脂）、
牛髓（各二升）。

【制用法】　取前五味药材研为细末，加枣膏、大麻仁再捣，使其相互混
合，加二髓和酥，装进铜钵中，用沸腾两次的开水煎煮，煎
好后制成梧桐子大小的药丸，每次用酒送服三十丸，每天两
次，逐渐增加到四十丸。

柴胡发泄汤

【功　效】　主治髓实肝热，勇悍惊热等。

【配　方】　柴胡、升麻、黄芩、细辛、枳实、栀子仁、芒硝（各三两），
淡竹叶、生地黄（各一升），泽泻（四两）。

【制用法】　将上面的十味药材切碎，用九升水煎煮，取三升药汁，去渣，
分三次服用。

风虚杂补酒煎第五

五加酒

【功　效】　主治虚劳不足等。

【配　方】　五加皮、枸杞根皮（各一斗）。

【制用法】　将上面的两味药材切碎，用一石五斗水煎煮，取七斗药汁，
分取四斗，浸曲一斗，剩下的三斗用来拌饭，下米多少按正

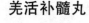

常的酿制方法，熟后压取汁服用，多少随意，其禁忌与药物
禁忌相同，并注意多休息。

陆抗膏

【功　效】　主治枯瘦虚冷，精神不振，以及虚损不足。

【配　方】　牛髓、羊脂（各二升），酥（《经心录》用猪脂）、生姜汁、
　　　　　　白蜜（各三升）。

【制用法】　将上面的五味药材先煎酥至熟，加入生姜汁，再加白蜜，最
　　　　　　后加入羊脂、牛髓，然后微火煎，反复三次，煎至膏状即可，
　　　　　　搅拌凝结。温酒送服，随意增减，不限多少。

吐血第六

　　廪丘说：吐血一般有三种情况，其一是肺疽；其二是内衄；其三是
伤胃。

　　患肺疽的人，吐血多在饮酒之后，血会随着呕吐出来，有的吐一升，
有的吐半升，有的吐一合。患内衄的人，出血时类似鼻子出血，但血不从
鼻孔出来，而是从心肺间出来，回流到胃中，有的像豆羹汁，有的像割开
的凝血块，血凝停在胃里，因此满闷而吐出来，有的吐血几斗甚至一石，
这是由劳倦或饮食超过平常而导致的。

　　伤胃病主要是饮食过多导致消化不良，消化不良就会烦闷，如果强行
呕吐出来，食物与气一起向上冲击，容易伤胃从而形成裂口，吐出的血颜
色鲜红，白汗渗出，腹中绞痛，这个时候脉象紧而数，这种病很难治愈。

　　问道：患胸胁支满的病，妨碍饮食，发病时闻到一股腥臭味，呕出清
液，先唾血，四肢清冷，眼睛昏眩，时常连续吐血。这样的病叫什么名字，
又是怎么患上的呢？回答说：这个病的名字叫作血枯，大多是年轻时有过
大出血，后来又醉后行房，气竭而伤肝，所以月经来得少甚至不来。治疗
时取乌贼骨和藘茹两味药材，一起制成家雀蛋大小的药丸，饭后服用，每

次服五丸，用鲍鱼汤送服，可以通利肠道并治疗伤肝。

凡是吐血之后，身体感觉绵绵软软且心中不闷的人可自行痊愈；如果有心中烦躁闷乱，呕吐及颠倒不安的症状，医生又让他服用黄土汤和阿胶散，反而更加闷乱，至支持不住，像这样的情况，最好用急吐的方子：

瓜蒂（三分），杜衡、人参（各一分）。

将上面的三味药材切捣过筛制成散药，每次服一钱匕的量，用水和浆都可以送服，只要能够服下就行。瘦弱的人可以减少剂量，服药后会吐去青黄，或吐血一二升，这是正常现象，无碍。

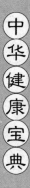

黄土汤

【功　效】　主治吐血及嗳气，亦治衄血。

【配　方】　伏龙肝（鸡子大，二枚），桂心、干姜、当归、芍药、白芷、甘草、阿胶、芎䓖（各一两），生地黄（二两），细辛（半两），吴茱萸（二升）。

【制用法】　将上面的十二味药材切碎，用七升酒、三升水煎煮，取三升半药汁，去渣，加入阿胶，再煮，取三升药汁，分三次服用。

生地黄汤

【功　效】　主治忧恚呕血，胸中痛，短气烦闷等。

【配　方】　生地黄（一斤），大枣（五十枚），阿胶、甘草（各三两）。

【制用法】　将上面的四味药材切碎，用一斗水煎煮，取四升药汁，分四次服下，白天三次，夜间一次。

泽兰汤

【功　效】　主治伤中里急，时寒时热，欲呕血，胸胁挛痛，小便赤黄等。

【配　方】　泽兰、糖（各一斤），桂心、桑根白皮、人参（各三两），远志（二两），生姜（五两），麻仁（一升）。

【制用法】 将上面的八味药材切碎，用一斗五升醇酒煎煮，取七升药汁，去渣加糖，饭前服用一升，白天三次，夜间一次，服药期间不要劳动。

犀角地黄汤

【功　效】 主治伤寒，体内积血，面色发黄，大便发黑等。

【配　方】 犀角（一两），生地黄（八两），芍药（三两），牡丹皮（二两）。

【制用法】 将上面的四味药材切碎，用九升水煎煮，取三升药汁，分三次服下。如果患者喜怒无常状若疯狂，加大黄二两、黄芩三两。如果患者脉大而迟，腹不满而自己说胀满，这是无热的症状，无须加减药量。

竹茹汤

【功　效】 主治大小便下血，吐血汗血等。

【配　方】 竹茹（二升），甘草、芎劳、黄芩、当归（各六分），芍药、白术、人参、桂心（各一两）。

【制用法】 将上面的九味药材切碎，用一斗水煎煮，取三升药汁，分四次服用，白天三次，夜间一次。

干地黄丸

【功　效】 主治胸腹烦闷，瘀血往来，气逆不得食，血虚劳等。

【配　方】 干地黄（三两），当归、干姜、麦门冬、甘草、黄芩（各二两），厚朴、干漆、枳实、防风、大黄、细辛、白术（各一两），茯苓（五两），前胡（六分），人参（五分），虻虫、蟅虫（各五十枚）。

【制用法】 将上面的十八味药材研为细末，用蜜调和制成梧桐子大小的

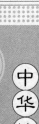

药丸，开始服用十丸，每天三次，之后逐渐加量。

麦门冬汤

【功　效】　主治下血极度虚弱等。

【配　方】　麦门冬、白术（各四两），甘草（一两），牡蛎、芍药、阿胶
（各三两），大枣（二十枚）。

【制用法】　将上面的七味药材切碎，用八升水煎煮，取二升药汁，分两
次服用。

《千金方》白话解读

心脏方卷

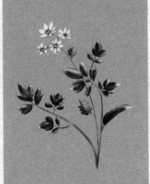

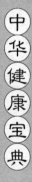

心脏脉论第一

　　心脏主管神，神是由五脏的精气结聚而生的，心脏之本是五脏之精，好比帝王统领四方。按五行的说法，心属火，在夏季旺盛七十二天，方位在南方离宫。心用来承受外物，与生俱来的就是精，阴阳两精交合就是神。神藏在心中，与心脏相连的外延器官是舌，所以心气与舌相通，舌头能够调和，所以人才能审辨出五味。心表现在九窍中为耳，心属火，肾属水，肾中真阳上升养心火，心火抑制肾水泛滥而养真阳，同时肾水又可以抑制心火，两者相互协调又相互制约，就是所谓的水火相济。心气与舌相通，因为舌不是窍，所以心气附通于耳窍。左耳为丙是阳火，右耳为丁是阴火，阴阳在炎宫循环，再向上从口唇出来，所以才能辨别出五味。耳朵是心脏色诊的地方，心脏外主血液流通，内主五音。心重十二两，其中有三毛七孔，可盛精汁三合。心神叫作呴呴，心主藏神，称为五神居，并与时节相互对应。因此说：心主脉，脉是神的居舍，在气的方面表现为吞，在液的方面表现为汗水。心气实会笑个不停，心气虚就悲伤不已。心气虚的症状：梦见救火和阳物，在心气相应的季节还会梦见灼烧。心气盛的症状：梦中会出现嬉笑以及恐怖的现象。如果逆乱之气侵扰心中，就会梦见山丘及烟火。

　　心脏在五行中属火，与小肠合为腑，手少阴经是心脏的经脉，与手太阳经互为表里。心脉是洪脉，在春天脉象会上升，在夏天最为旺盛。因为夏季枝繁叶茂，万物鼎盛，都下垂弯曲，所以也叫作钩脉。心脉洪则大而长，心脉洪则卫气更加充实，卫气充实的话心气就没有地方可以泄出，心脉大荣气就会萌动，萌动的荣气与洪大的卫气互相逼迫，汗液就会排出，所以称心脉为长，长与洪相得益彰，会引导体液灌溉经络，从而促进津液滋润皮肤。手太阳经脉象洪大，是因母体有幸获得戊己土，使得根基更加牢固。人体内的阳气向上发出，头部就会出汗，五脏就会干枯，体内空虚的时候，如果医生选择用泻下法治疗，就会更加严重。手太阳经脉浮说明有表无里，阳气无所使，这样不但会危害其自身，还会损伤母体。

　　夏脉就是心脉，属南方火，心脉如夏季万物旺盛地成长，所以来的时候旺盛，去的时候衰弱。夏脉像钩一样，也称作钩脉。夏脉与此相逆反，说明发生了病患。如何才能判断是逆反的脉象呢？心气来的时候旺盛，去的时候也旺盛，这就是太过，表明病在体外；心气来的时候不旺盛，去的时候反而旺盛，这就是不及，表明病在体内。太过会使人的身体发热，皮肤发痛，生成浸淫病；不及会容易烦心，在上表现为咳嗽吐涎，在下表现为矢气。

心脉来的时候累累如连珠，如珠玉一样滑润流畅，这就是平脉。夏天心脉以胃气为本。心脉来的时候喘喘相连，脉中微曲，这就是心病的脉象；心脉来的时候前曲后直，如操带的钩子，这就是心死的脉象。

真心脉来的时候，脉象坚而搏，如同薏苡子一样颗颗相连，患者面色赤黑，没有光泽，毛发枯折时便会死去。夏天有胃气而微钩就是平脉，钩多胃气少就是心病，只有钩没有胃气就是死脉，有胃气但有石脉的就是冬病，石脉严重的就是今病。

心藏脉，脉是神居住的地方，当人表现出担忧思虑的时候容易伤神，如果神受了损伤，就会表现出恐惧自失、肌肉的突起处有破损的肉脱出，面色暗淡，毛发脱落，患者要是有这样的情况，将在冬天死去。

如果手少阴心经的脉气衰绝，就会导致血脉不通。手少阴经就是心脉，心是人体经脉汇集的地方，心脉不通容易造成血不周流，血不周流就会使人面色、毛发没有光泽。患者面色发黑如同漆柴，是血已先死的征兆，如果壬日病危就会在癸日死去，这是因为在五行上，壬癸属水，而心属火，水克火。

心所藏的神如果死了，心的真脉就会显现，浮取脉象为实，像豆麻击手，要是按着脉象反而更加躁疾的人，就必死无疑。在夏季时，心火最为旺盛，脉象浮大而散的就是平脉。如果脉象弦细而长，是肝邪欺心，肝木为心火之母，母归子位是虚邪，虚邪是比较容易医治的；如果脉象大而缓，是脾邪欺心，脾属土，为心火之子，子欺母，是实邪，即使患病也会自愈；如果脉象沉软而滑，是肾邪欺心，肾属水，克心火，属于贼邪，这是违背常理的事，患者会不治而死；如果脉象微涩而短，是肺邪欺心，金欺火，是微邪，即使有病，症状也很快就会消失。肾水欺心火，则容易导致小便不畅。

左手关前寸口部位脉象阴绝，表明没有心脉，症状主要表现为心下热痛，经常呕吐，掌心发热，口中伤烂，建议采用针刺手少阳三焦经上穴位的方法。左手关前寸口部位脉象阴实，属于心气实，表明心下有水气，这种病主要是过于忧愤导致的，建议采用针刺手厥阴心包经上穴位的方法。

心脉来势好像连贯不断的珠子那样滑畅，并且在呼气一次的时间里搏动两次，这就是平脉，搏动三次说明患有离经病，搏动四次是脱精，搏动五次有可能会不省人事，搏动六次就会丧命，这是诊断手少阴脉的方法。

心脉非常急就会导致抽风；心脉微急会导致心痛并牵引背部，饮食困难；心脉非常缓慢容易使人狂笑；心脉微缓会引起心下生伏梁病痞块，上行下蹿，有时还会吐血；心脉非常大会导致喉介；心脉微大会导致心痹并牵引背部，容易流眼泪；心脉非常小容易使人干呕；心脉微小容易患消渴病；心脉非常滑容易使人口渴；心脉微滑会导致小腹鸣叫，心疝引脐；心脉非常涩容易使人嗓子发哑；心脉微涩会患生血溢、四肢厥冷、耳鸣和癫病。

心脉搏坚而长，容易导致舌卷不能说话；心脉软而散，容易导致身体酸痛、发渴。

心脉来时喘而坚，说明体内有积气，有时患有饮食病，这就是心痹，如果得了外疾就会使人思虑，人就会心虚，这是邪气侵袭导致的。

扁鹊说：心脏患病容易导致口中生疮并且腐烂。

心在声音上表现为笑，在动作上表现为忧，在情志上表现为喜。喜笑太过容易伤心，精与气在心中交汇就会生喜。心虚时就会悲伤，悲伤容易使人忧虑；心实就会大笑而且停不下来，大笑容易使人欣喜。

如果心脏在心气旺盛的夏天生了病，病一时缓解又一时严重，首先要知道病的根源，诊治穴位，观察病症的反应，审视其中的危害。

病首先从心发作，主要症状是心痛，一天后就会到肺部，会喘咳；三天后到肝部，主要症状是胁痛胀满；五天后到脾部，主要症状是闭塞不通，身痛体沉。如果在三天之内不见好转，就无药可救，冬天在半夜死去，夏天则在中午死去。

如果心脏患病了，中午时病情稍微缓解，感到心情愉快；半夜时病情最为严重；早上一般比较平静。

如果心脏患病了，是在北行的途中或者吃了河豚导致的，必然在冬季发病，发病的时间是壬癸日。

如果患者的症状是胸内疼痛，胁下支撑胀满，两胁下疼痛，胸前两旁高处肩胛疼痛，两手臂内部疼痛。这是由于心虚导致的胸腹肿大，进而引发胁下与腰背相互牵引的疼痛，治疗时可针刺手少阴心经及手太阳小肠经舌下的部位，出血即可见效，如果要诊治它的变病，就用针刺取郄穴中出血。

如果脉象沉且小而紧，脉象浮且不疾数，就会出现心下聚气生痛，饮食困难，心情忧郁，不停叹息，爱咽唾液，手足时常发热的症状。这种病是过于忧虑导致的。

如果心脏患病，人的脸色会发红，心痛气短，手掌烦热，悲思愁虑，面赤身热，啼笑谩骂，并且脉象实大而数，这种病可以治愈。春天刺中冲穴，夏天刺劳宫穴，季夏刺大陵穴，都用补法；秋天刺间使穴，冬天刺曲泽穴，都用泻法。还可以灸巨阙穴五十壮，背上第五椎棘突下的心俞穴一百壮。

如果邪气在心中，容易导致心痛忧伤，经常昏倒在地，要根据有余和不足的具体病症来调治。

愁忧思虑会导致伤心，心伤会导致惊恐，容易健忘和愤怒。

心脏受到风邪的侵扰，就会出现身体发热，不能起床，心中饥饿而想吃饭，饭后呕吐不止等症状。

心脏受到寒邪的侵扰，患者心中好像吃了蒜末一样，严重的心痛彻背，背痛彻心，好像患有蛊注，如果是脉浮的患者，自己催吐就可以痊愈。

如果心受中伤，患者会感到劳倦，头面赤而下重，烦闷发热，心中痛彻背，按脐部时有跳动感，这是心脏受损导致的。

如果患者出现邪哭等魂魄不安的症状，说明患者血气少。血气少属于心病，心气虚的人容易出现畏惧害怕，闭目欲睡，时常梦见远行而精神离散，魂不守舍等症状。阴气衰的人就是患了癫病，阳气衰的人就是患了狂病。五脏是魂魄的宅舍，是精神依托的地方。魂魄飞扬离散的人，五脏都是空虚的，会被邪神占据，神灵指使的鬼邪会侵入五脏。脉象短而微弱的话，五脏所藏的神不足，精神就会恍惚。魂属于肝，魄属于肺，肺主管津液，会有眼泪流出来。肺气衰的人就会流眼泪，肝气衰的人就会魂不守舍，肝主善怒，在声音上表现为呼。

患心水病的人往往身体发肿，气短，卧床不安，心烦意乱，还会出现阴部异常肿大的现象。

真心痛发病时手足冰冷直至骨节，心痛异常，如果早上发作那么晚上就会死去，如果晚上发作那么第二天早上便会死去。

蛔咬病的主要症状有心腹疼痛，懊㤪发作，疼痛异常，同时伴有体内

千金方白话解读

131

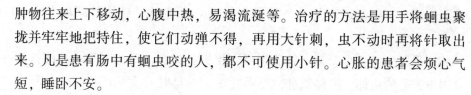
肿物往来上下移动，心腹中热，易渴流涎等。治疗的方法是用手将蛔虫聚拢并牢牢地把持住，使它们动弹不得，再用大针刺，虫不动时再将针取出来。凡是患有肠中有蛔虫咬的人，都不可使用小针。心胀的患者会烦心气短，睡卧不安。

如果心脉脉象急，就是心疝。小腹上应该有症状显现，因为小腹以心为阳性脏器，小肠被它支使，所以小腹上有症状出现。

如果患的是心积，患者的脉象就会沉而芤，脉象上下移动没有地方可去，病胸满悸，腹中发热，面发红，咽发干，心烦，掌中热，甚则唾血，身体抽搐，主血厥，夏天好转，冬天则会加重，而且颜色发红。

心积又叫作伏梁，是在秋天庚辛日患上的，首先从脐上开始，向上到达心脏，疮块大如手臂，长时间无法治愈，同时心烦心痛。这是为什么呢？肾患病容易传给心，心本应传给肺，肺气在秋天最旺，肺气旺盛则不受邪气侵袭。于是心又想将病邪还给肾，肾不肯接受，心积就形成了，所以伏梁病是在秋天感染的。

心生病时容易烦闷气短，少气大热，烦闷，干呕，胡言乱语，汗出如珠，身体发冷，此时脉象本应浮，却沉软而滑，颜色应是红色，现在却变成黑色，这是水克火，是不好的征兆，会不治而死。

火音之人主掌心声，心声为笑，其音为竽，其志为喜，在经络中为手少阴经。厥气违逆手太阳经就会荣卫不通，阴阳颠倒。阳气外击，阴气内伤，伤就会生寒，寒就会生虚，虚就会导致惊掣心悸，用定心汤治疗效果最好。

如果说话声音前缓后急，后面声音不连续，前混后浊，口歪冒昧，喜欢自笑，就是厉风侵扰入心的症状，用荆沥汤治疗效果最好。半身不遂，骨节离解，心虚风寒，缓弱不收，便痢无度，口面歪斜，用姜附汤治疗效果最好。这种病治疗期不超过十天，应当赶紧治疗。如果患者由笑转成呻吟，呻吟反转成忧虑，这是水克火，阴击阳。阴气上浮而阳气沉伏，阳气沉伏就会心实，心实就会伤热，伤热就会发狂，闷乱冒昧，话多谬误，不可打听，这说明心已经受伤了，如果患者口唇正红还可以治疗，如果颜色变成青黄白黑，就说明无药可救了。

如果心脏患了疟疾，患者此时会非常心烦，想喝清水，反而寒多，不是那么热。如果患者本来心性和雅，此时忽然大反常态，用白术酒治疗效果最好。如果患者话还没有说完便打住，用手剔脚趾甲，那么即使大祸还没有到来，这样的人也必死无疑，这种病就是行尸。这些都是心病在声音上的表现，对虚证者采用补法治疗，对实证者采用泻法治疗，不可医治的，仔细察明即可。

红色为心，心与脉相合，颜色红如鸡冠就代表吉祥。心主管舌，舌是心的外延器官。火形之人中禀气最盛的，面色发红，背部肌肉宽阔丰厚，颜面瘦尖，头颅尖小，肩背髀腹矫好，手脚小，行走安稳，快步走时肩背摇动，肌肉丰满，有气轻财，少信任多疑虑，见事明了，好顾心急，这种人不会长寿，并且耐春夏不耐秋冬。秋冬季节感受病邪而生病，取手少阴经上的穴位进行治疗，效果较好。髑骭骨的长、短、倾、正总与心相互对应，正常的颜色为红色。肌肉纹理细密的人心小，心小病邪就不会损害心脏，只是容易忧伤乱心；肌肉纹理粗的人心大，心大就会心虚，心虚会受寒，受寒就容易忧伤、受邪气侵袭。没有髑骭的人心高，心高则心实，心实则心热，心热就会肺中满，最后导致生闷而且容易健忘，难开口说话。髑骭小短上举的人心低，心低则心脏在外，容易受寒邪所伤，被言语恐吓。髑骭长的人心坚，心坚则心神安守而稳固。髑骭弱而薄的人心脆，心脆则容易生消瘅病及被热邪中伤。髑骭直下不举的人心端正，而难以受到中伤。髑骭偏向一方的人心倾斜，倾斜就会操持不一，缺乏责任感。

人的十二经脉对应皮肤的分属部分，有突出或低陷的地方，必定患病。小肠太阳经所过之处有凹陷或凸起，说明心脏已经患病。脏舍有内外之分，经脉部属也有内外之分，沉浊属内，浮清居外。如果外病侵入体内，少腹就会满起；如果内病从里蔓延到外面，所属的部位就会陷没。外病进入体内，应先治阳实，后补阴虚。内病外出，应先补阴虚，后泻阳实。阳气则实热，阴气则虚寒。病在阳经主掌外病，病在阴经主掌内病。当人面临生死的时候，脏神必先使外部形态有所变化。人的心脏将生病，嘴巴就会张开。人的心脏将死，面色就会发黑，语声不发。如果天中发际等分，墓色与之相互对应，就会不治而死。看病的时候应根据病症相应的表现以及病情的严重情况，斟酌出病情的快慢，慢的不会超过四百天，快的在十天到一个月内。心病稍微好转就突然死去，这样的情况该如何判断？当患者脸上出现棋子大小的赤黑色暗点时，一年之内就会死去。心气断绝，一天之后就会死去，这样的情况该如何判断？当患者的双眼神乱直视，发喘耸肩的时候，就会立即死去。如果患者面赤目白，忧愤思虑，心气在内消散，面色稍好，应当赶紧准备棺椁，不超过十天就会死去。如果面黄目赤，就不会死去，面赤如瘀血的，就会死去。吉凶的颜色会在心经分属部隐约显露出来，比如，口唇赤黑的人活不过当年，这种病称为行尸病。若没有应验，三年之内也会生病死去。

夏天属火，主心脉，颜色为红色，主掌手太阳经，诊治时应在盛经有纹理的地方。夏天火气升腾，心气开始旺盛，脉瘦气弱，阳气滞留充溢，热邪就会侵伤有纹理的地方，从而进入经脉，所以治病时应取盛经有纹理的地方，这时病邪侵入较浅，透过皮肤就可以将病邪祛除。所谓盛经，就是阳脉。阳脉本在外踝的后面，与之相对应的命门（心上一寸的地方）上面三寸处；阳脉根在少泽，少泽位于小手指端。阳脉的筋起于小指之上，在腕上聚集，沿着手臂内侧上行，在肘内锐骨之后聚集，弹击它时，小指上会有反应，而后进入腋下集聚。它的分支向后经过腋部后面，向上绕到肩胛，沿着颈部从足太阳经的筋的前方出来，在耳后完骨处聚集。它的支脉进入耳中，从耳上直出，下行聚集于额上，这就是目系的外眼角。

盛经的脉从小指端开始，沿着手外侧到腕部，在踝中直上，沿着臂骨下侧，从肘内侧两骨之间出来，向上沿着臑外后侧，从肩缝隙中穿出，绕到肩胛，在肩上聚集，进入缺盆，到达腋部联络心经，再沿着咽喉下行至膈，直达胃，属小肠经。它的支脉从缺盆出发，沿着颈部直上脸颊，再到外眼角，进入耳中。它的支脉再从脸颊出发，上行过颚抵达鼻子，再到眼睛内角，在颧处斜交连接，与手少阴交会，结为表里。锐骨骨端是少阴经的本位，对应人体后背，与手太阴交会。

支正是手太阳小肠经的别络，在手腕五寸的地方，向内注入少阴心经，它的支脉上行至肘，在肩髃处结而为络。主辖心生病，如果是实证，小肠就会生热，小肠生热就会骨节松弛，骨节松弛就会患阳脉病。此时阳脉反比寸口脉大两倍，患病的话就会咽喉痛，下颌肿，耳聋目黄，卧床且说话困难，生闷就会猛然坐起。如果是虚证就会小肠生寒，小肠生寒就会生疣，患阴脉病。阴脉反而比寸口脉小一倍，患病的话就会感觉短气，周身骨节疼痛，筋急颈痛，身体转侧困难。

内关属于手厥阴心包络经的别络，在距离腕五寸的地方（《甲乙》作二寸），从两筋间出来，沿着本经向上到达心，联络心系。气实心痛，气虚心烦，应该诊治两筋之间的地方。

手厥阴心包络的脉从胸中开始出发，属于厥阴心包经，下行至膈，连属三焦。它的支脉沿着胸内从胁出来，到腋下三寸的地方，向上到腋，再向下沿着臑内，从太阴经和少阴经之间经过，进入肘中，再下臂，从两筋之间经过，进入掌中，沿着中指最后从指尖出来。它的支脉离开掌中，沿着小指次指指尖出来。有这样的脉动说明患有手心热病，肘臂挛急，腋部肿胀，严重的会胸胁支满，心中极度波动，面赤目黄，笑个不停，这是主脉所生的病，会烦心心痛，掌中发热。得了这些病，气盛用泻法，气虚用补法，如果是热证就快速出针，如果是寒证就留针，经脉分属部陷下就用艾灸，如果不盛不虚，用本经脉象诊断。气盛的人，寸口脉象比人迎脉象大一倍；气虚的人，寸口脉象反而弱于人迎脉象。

手少阴心经的别络为通理，在腕后一寸的地方分出并上行，沿着本经进入咽中，上连舌根，属于目系，脉气实表明胸膈支撑闷满，气虚就会说话困难，应当诊治经络掌后一寸的地方，其他分支走手太阳经。

手少阴经脉从心中开始，属于心系，向下经过膈膜，并连接小肠。它的支脉从心系夹食道上行，与目系相连。它直行的主干脉从心系退回到肺部，从腋下出来，向下沿着上臂内后侧，再沿着手太阴和手厥阴两经的后面，到达肘的内侧，再沿着手臂内后侧，抵达手掌后面锐骨骨端，进入掌后内侧，再沿着小指内侧从指端出来。如果手少阴经患病，就会心痛且咽喉发干，干渴思饮，这是臂厥病。主要表现为心生病，目黄，胁下满痛，臂内后侧痛，掌中热痛。患了这些病的人，气盛用泻法，气虚用补法。气盛的人，寸口脉象比人迎脉象大两倍；气虚的人，寸口脉象反而弱于人迎脉象。

手少阴经脉没有俞穴，这是为什么呢？答：手少阴属心脉。心是五脏六腑之首，是帝王，是精神的归宿。心脏坚固，不能容纳邪毒，一旦容纳就会伤心，心伤就会神散，神散生命就会消失。所以各种病邪侵入心脏，都是在心的包络之中，包络就是心的主脉，所以少阴心经没有俞穴。少阴心经没有俞穴，心就不会生病吗？答：心脏外的经腑容易患病，心脏没有生病，所以通常在掌后锐骨骨端独取心经。

夏天三个月，心主小肠患了赤脉攒病，其源因手少阴、太阳经的脉气相互作用而停滞，导致荣卫不通，皮肉疼痛。太阳经的脉气发于少阴经，淫邪之气就会发作，所以脏腑会随着季节患病，它的病与前面所述相反。如果患者的腑虚就说明受阴邪之气所伤，身体会颤抖，捕捉不到脉象。如果患者的脏实就说明受阳毒所侵，身体会发热，口开舌破，咽喉塞涩，声音嘶哑，所以称作赤脉攒病。

扁鹊说：灸肾俞、灸肝俞、灸心俞，主治丹毒病（也叫瘅毒病），应当根据病源治疗，表治阴阳，调和脏腑，同时可以预防疾病。

心虚实第二

心实热

左手寸口人迎前的脉象阴实，是手少阴经阴实证。症状为腹满，闭塞，大便不利，四肢沉重，身体发热，这就是心实热。

石膏汤

【功　效】主治心实热或想吐而吐不出来，烦闷气喘，头痛等。

【配　方】石膏（一斤），淡竹叶、香豉（各一升），小麦（三升），地骨皮（五两），茯苓（三两），栀子仁（二十一枚）。

【制用法】将上面的七味药材切碎，先用一斗五升水煮小麦和淡竹叶，取八升药汁，澄清后放入其他药材，取两升药汁，去渣，分三次服用。（《外台》名泻心汤）

泻心汤

【功　效】主治老小下利，肠中雷鸣，心下痞满，水谷不消，干呕不安等。

【配　方】人参、黄芩、甘草（各一两），干姜（一两半），黄连（二两），半夏（三两），大枣（十二枚）。

【制用法】将上面的七味药材切碎，用八升水煎煮，取二升半药汁，分三次服用。如果患者发寒，加附子一枚；如果患者口渴，加栝楼根二两；如果患者发呕，加橘皮一两；如果患者疼痛，加当归一两；如果患者客热，以生姜代替干姜。

心小肠俱实

左手寸口人迎前的脉象阴阳俱实，是手少阴和太阳经俱实证。症状为头痛身热，大便困难，心腹烦闷，不得卧床，这是胃气不转，水谷壅实导致的，这就是心小肠俱实。

竹沥汤

【功　效】　主治心实热，惊梦，嬉笑无常，恐惧不安等。

【配　方】　淡竹沥、生地黄汁（各一升），石膏（八两），芍药、白术、栀子仁、人参（各三两），赤石脂、紫菀、知母、茯神（各二两）。

【制用法】　将上面的后九味药材切碎，用九升水煎煮后十味药物，取二升七合药汁，去渣，加入淡竹沥，煎取三升药汁。如果想要更通畅，加二两芒硝，去芍药，分三次服用。

茯神煮散

【功　效】　主治心实热，口干烦渴，眠卧不安等。

【配　方】　茯神、麦门冬（各三十六铢），通草、升麻（各三十铢），紫菀、桂心（各十八铢），知母（一两），赤石脂（四十二铢），大枣（二十枚），淡竹茹（鸡子大，一枚）。

【制用法】　将上面的十味药材切捣过筛制成粗散，用绢包裹，取方寸匕的量，用二升半井花水煎煮，煮时翻动药包，取九合药汁，一次服完，一天两次。

泻心汤

【功　效】　主治心气不定，吐血、衄血等。也治霍乱。

【配　方】　大黄（二两），黄连、黄芩（各一两）。

【制用法】　将上面的三味药材切碎，用三升水煎煮，取一升药汁，一次服完。

安心煮散

【功　效】　主治心热实满，烦闷惊恐等。

【配　方】　白芍药、远志、宿姜（各二两），茯苓、知母、赤石脂、麦门冬、紫菀、石膏（各四十二铢），人参（二十四铢），桂心、麻黄、黄芩（各三十铢），萎蕤（三十六铢），甘草（十铢）。

【制用法】　将上面的十五味药材切捣过筛制成粗散，用五升水、一升淡竹叶煎煮，取三升药汁，去渣，煮散，取方寸匕的量，用绢包裹，放入汁水中煮，不时翻动，取八合药汁为一服，一天两次。如果吃饭困难，胸中胀满，膈上逆气闷热，可针灸心俞十四壮，小孩酌情减量。

心虚寒

左手寸口人迎前脉象阴虚，是手少阴经阴虚证。症状为惊恐不乐，心腹疼痛，说话困难，心神恍惚，这就是心虚寒。

茯苓补心汤

【功　效】　主治心气不足，面色发黄，烦闷，易悲愁愤怒，五心烦热等。

【配　方】　茯苓（四两），桂心、甘草（各二两），紫石英、人参（各一两），麦门冬（三两），大枣（二十枚），赤小豆（十四枚）。

【制用法】　将上面的八味药材切碎，加七升水煎煮，取二升半药汁，分三次服用。

半夏补心汤

【功　效】　主治心虚寒，心中胀满，梦见山丘平泽等。

【配　方】　半夏（六两），宿姜（五两），茯苓、桂心、枳实、橘皮（各三两），白术（四两），防风、远志（各二两）。

【制用法】　将上面的九味药材切碎，用一斗水煎煮，取三升药汁，分三次服用。

心小肠俱虚

左手寸口人迎前脉象阴阳俱虚，是手少阴和太阳经俱虚证。症状为中寒少气，四肢厥冷等，这就是心小肠俱虚。

大补心汤

【功　效】　主治虚损不足，心气弱悸，时而妄语，四肢劳损，脸色憔悴等。

【配　方】　黄芩、附子（各一两），甘草、茯苓、麦门冬、干地黄、桂心、阿胶（各三两），半夏、远志、石膏（各四两），生姜（六两），饴糖（一斤），大枣（二十枚）。

【制用法】　将上面的十四味药材切碎，用一斗五升水煎煮，取五升药汁，成汤后加入饴糖，分四次服用。

补心丸

【功　效】　主治脏虚，易惊恐，以及女人产后杂病，月经不调等。

【配　方】　当归、防风、芎藭、附子、芍药、甘草、蜀椒、干姜、细辛、桂心、半夏、厚朴、大黄、猪苓（各一两），茯苓（一方用茯神）、远志（各二两）。

【制用法】　将上面的十六味药材研为细末，用蜜调和制成梧桐子大小的药丸，用酒送服五丸，每天三次，如果没有感觉，可增加到十丸，如果患者非常冷，可加热药。

心劳第三

患心劳的患者，应当以补脾气为主，脾气旺盛，心气才会受益。如果人违逆夏气，手太阳经就不会旺盛，心气就会衰弱于内。顺应这个规律就会生，违背这个规律就会死；只有顺应才可以治疗，违背就会逆乱。反顺为逆，就是关格，病症也由此产生。

大黄泄热汤

【功　效】　主治心劳热，口生疮，闭塞不通，大便痛苦，小肠生热等。
【配　方】　大黄、泽泻、黄芩、芒硝、栀子仁（各三两），桂心、通草（各二两），石膏（八两），甘草（一两），大枣（二十枚）。
【制用法】　将上面的十味药材切碎，取九升水，先加一升水将大黄浸泡一宿，然后用剩余的八升水煮其他药，取二升五合药汁，去渣，加入大黄煮两沸，再去渣，加入芒硝冲化，分三次服用。

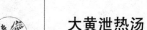

脉极第四

凡是脉极的，主心病。心与脉相应，脉与心相合。心如果患病将从脉上开始。夏天脉患病称为脉痹，脉痹如果没有痊愈，又感染了病邪，将会入侵心，导致饮食不能营养肌肤，干咳，脱血，面色没有光泽，脉象空虚，口唇出现红色等症状。凡是有脉气衰，血焦，脱发的症状，是因为在夏天丙丁日受到了风邪，因此损伤了经脉，形成心风。心风的症状有多汗怕风。如果脉气实就生热，生热会损伤心脏，使人愤怒，口呈红色，严重的言语不清，血脱，面色干燥没有光泽，饮食不能营养肌肤。如果脉气虚就生寒，生寒会使人咳嗽，咳嗽则使人心痛，喉中阻塞，甚至咽肿喉痹。所以说，心风有脉实和脉虚两种症状。

如果阳经脉患病就治疗阴络，阴络脉患病就治疗阳经，安定血气，各自司守本经气位，脉实可以取泻，脉气虚适宜补益，医术高明的医生会判断病的虚实，然后进行治疗就可痊愈。如果病在皮毛、肌肤或者筋脉，是可以治愈的。如果病蔓延到五脏六腑，就无药可救了。

扁鹊说：脉绝无法治愈的三天必死，这样的情况该如何判断？脉气空虚的人，会面色憔悴，脱发，脉与手少阴经上相应，手少阴气绝就说明脉不畅通，血先死了。

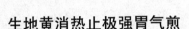

生地黄消热止极强胃气煎

【功　效】　主治脉热盛极，血气外脱，面色苍白干燥没有光泽，饮食不能充养肌肤等。

【配　方】　赤蜜、生地黄汁、莼心（一作豉）、生麦门冬（各一升），远志（二升），人参、白术、茯苓、芍药、干地黄（各三两），甘草（二两），石膏（六两），生菱蓘（四两）。

【制用法】　将上面的十三味药材切碎，用一斗二升水煎煮后十一味药材，取二升七合药汁，去渣，加入生地黄汁、赤蜜再煎，取三升五合药汁，分四次服用。

脉虚实第五

　　脉虚的患者容易出现惊跳不定，脉实者脉象洪满。通常与脉虚实相应的，在于心脏和小肠。如果患者腑脏患病，因热而生主要体现在心脏，因寒而生主要体现在小肠腑。

补虚调中防风丸

【功　效】　主治脉虚，惊跳不定、忽来忽去等。

【配　方】　防风、桂心、通草、茯神、远志、麦门冬、甘草、人参、白石英（各三两）。

【制用法】　将上面的九味药材研为细末，用白蜜调和制成梧桐子大小的药丸，用酒送服三十丸，每天两次，可增加到四十丸。

心腹痛第六

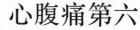

五脏六腑突然感到寒气的侵袭，就会心痛胸痹。如果感受了寒邪，轻微的话会咳嗽，严重的话会发痛下泻。

厥心痛（五脏逆乱搅心导致的心痛）会牵引后背，易发狂，好像有东西从后面刺激心脏，身体伛偻的，是肾心痛；厥心痛，腹胀满，心痛得厉害的，是胃心痛；厥心痛，好像有人用针锥刺心脏，心痛得更厉害的，是脾心痛；厥心痛，脸色苍白如死灰，终日不能叹息一声的，是肝心痛；厥心痛，如果睡卧时从心间发出疼痛，一动就痛得更厉害，而且脸色不变的，是肺心痛。真心痛的患者手脚冷彻骨节，心痛得厉害，如果早上发作晚上就会死亡，晚上发作次日早上就会死亡。蛔心痛的患者感觉心腹中疼痛发作时，好像有肿物聚集一团上下移动，时而疼痛时而停止，腹中发热，爱流口水，这是蛔咬所致，此时用手将肿物按住保持不动，用大针刺肿物，虫不动时再将针取出。心下不可以用针刺，其中有成聚，不能在俞中诊治；如果肠中有蛔虫咬，不能用小针刺。

九痛丸

【功　效】　主治虫心痛，风心痛，悸心痛，注心痛，饮心痛，冷心痛，热心痛，食心痛，去来心痛。此方也可治疗冷冲上气，血疾等。

【配　方】　附子、干姜（各二两），吴茱萸、人参、巴豆（各一两），生狼毒（四两）。

【制用法】　将上面的六味药材研为细末，用蜜调和成梧桐子大小的药丸，空腹服用一丸。如果突然中恶邪，使腹部胀痛，说话困难，可服用两丸，每天一次。连年积冷，流注心胸的人，服用后效果更好。

桂心三物汤

【功　效】　主治心中痞痛，心下悬痛。

【配　方】　桂心、生姜（各二两），胶饴（半斤）。

【制用法】　将上面的三种药材切碎，用六升水煎煮，取三升药汁，去渣，加入胶饴，分三次服用。

乌头丸

【功　效】　主治背痛彻心，心痛彻背等。

【配　方】　乌头（六铢），附子、蜀椒（各半两），干姜、赤石脂（各一两）。

【制用法】　将上面的五味药材研为细末，用蜜调和成梧桐子大小的药丸，饭前服用三丸，每天三次，如果没有疗效，可逐渐加量。

温脾汤

【功　效】　主治腹痛，绕脐不止等。

【配　方】　甘草、附子、人参、芒硝（各二两），当归、干姜（各三两），大黄（五两）。

【制用法】　将上面的七味药材切碎，用七升水煎煮，取三升药汁，分开服用，每天三次。

生姜汤

【功　效】　主治胸腹突然发痛等。

【配　方】　生姜（一斤，取汁），食蜜（八两），醍醐（四两）。

【制用法】　将上面的三味药材用微火煎熬，使其混合均匀，温度适当，温服三合，每天三次。

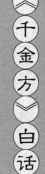

《千金方》白话解读

胸痹第七

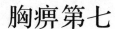

　　患了胸痹的人会心中疼痛，肌肉麻痹，绞痛如针刺，不得俯仰，胸前皮肉都痛，手不能触碰，胸中胀满，气短，咳嗽牵引疼痛，咽喉滞塞，发痒，干燥，时常呕吐，烦闷，频繁出汗，甚至牵连背痛，有这样的症状应及时治疗，否则过几天就会丧命。

　　脉象太过或者不及，阳脉微弱，阴脉弦，是胸痹生痛的症状，是极虚导致的。如果是阳虚，那么病主要集中在上焦。胸痹心痛是因为脉阴弦。平脉的人无法感受寒热，如果短气不足，呼吸困难，是因为脉气实。

栝楼汤

【功　效】　主治胸痹，咳唾，喘息，胸背疼痛，短气等。

【配　方】　栝楼实（一枚），半夏（半斤），薤白（一斤），枳实（二两），生姜（四两）。

【制用法】　将上面的五味药材切碎，用一斗白截浆煎煮，取四升药汁，每次服用一升，每天三次。

枳实薤白桂枝汤

【功　效】　主治胸痹，胸满，心中痞结不舒等。

【配　方】　枳实（四两），薤白（一斤），桂枝（一两），厚朴（三两），栝楼实（一枚）。

【制用法】　将上面的五味药材切碎，加七升水煎煮，取二升半药汁，分两次服用。

通气汤

【功　效】　主治胸满，短气，噎塞等。

【配　方】　半夏（八两），生姜（六两），橘皮（三两），吴茱萸（四十枚)。

【制用法】 将上面的四味药材切碎，用八升水煎煮，取三升药汁，分三次服用。

细辛散

【功　效】 主治胸痹，胸背痛，短气等。
【配　方】 枳实、生姜、栝楼实、干地黄、白术（各三两），桂心、茯苓、细辛、甘草（各二两）。
【制用法】 将上面的九味药材切捣过筛制成散药，用酒送服方寸匕的量，每天三次。

蜀椒散

【功　效】 主治胸痹达背等。
【配　方】 蜀椒、食茱萸（各一两），桂心、桔梗（各三两），乌头（半两），豉（六铢）。
【制用法】 将上面的六味药材切捣过筛制成散药，饭后用酒送服方寸匕的量，每天三次。

头面风第八

小三五七散

【功　效】 主治头风，耳聋目眩等。
【配　方】 天雄（三两），山茱萸（五两），薯蓣（七两）。
【制用法】 将上面的三味药材切捣过筛制成散药，用清酒送服五分匕的量，每天两次，没有效果就稍微加量，以病情好转为度。

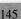

茯神汤

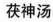

【功　效】　主治风眩倒转，吐逆，恶闻人声等。

【配　方】　茯神、独活（各四两），黄芪、远志、生姜（各三两），防风（五两），人参、白术、甘草、附子、苁蓉、当归、牡蛎（各二两）。

【制用法】　将上面的十三味药材切碎，用一斗二升劳水煎煮，取三升药汁，一次服五合。

防风散

【功　效】　主治头面遍身风肿，头晕目眩，眼睛流泪等。

【配　方】　防风（五两），桂心、天雄、细辛、人参、附子、乌头、干姜、朱砂、莽草、茯苓、当归（各二两）。

【制用法】　将上面的十二味药材切捣过筛制成散药，用酒送服方寸匕的量，每天三次。

小肠腑方卷

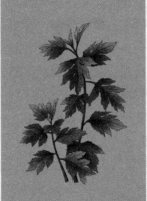

小肠腑脉论第一

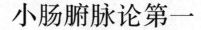

小肠腑受心主管，舌头是它的外在征象。小肠与心相合。小肠是受盛之腑，因此也被称为监仓吏，重二斤十四两，长二丈四尺，宽二寸四分。小肠的后部附于脊骨，从左向右环绕，以回肠部分相接的外侧附着于外脐上，再回运环绕十六曲，正常情况下能盛水谷二斗四升，其中一斗二升是水，一斗二升是食物，与二十四节气相对应。如果人的唇厚，人中长，就可以推断这个人的小肠功能较强。

小肠患病的话，就会小腹疼痛，腰脊疼痛而牵引睾丸，严重时往后动，且耳前发热。如果非常寒冷，只有肩上以及小手指和次指之间生热，或脉滑，就是小肠病变的症状。

当小腹牵引睾丸和腰脊疼痛时，就会上冲心脏。病邪在小肠的，连睾系，属于脊，贯肝肺，连结于心系。气盛容易引起厥逆，上冲肠胃，牵动肝肺，到肓散开，又在脐聚集。所以必须通过灸刺肓原散小肠之邪，通过灸刺太阴经上的穴位来帮助小肠恢复，通过灸刺厥阴经上的穴位来使小肠中的病邪下泻出去，通过取下巨虚来消除其病邪，通过按压小肠经脉所经过的部位来调节它。

左手关前寸口脉象阳绝的，是没有小肠脉的症状，会导致小腹中有疝瘕，五月时会冷上攻心，可采用针灸的方法治疗，在手厥阴心包经上取穴，刺掌后横纹中向里行一分处。

左手关前寸口脉象阳实的，是小肠实的症状，会导致苦心下急，热痹，小便赤黄，小肠内热，可采用针灸的方法治疗，在手太阳经上取穴，刺手小指外侧本节陷中。

小肠有寒，患者下体沉重，便带脓血，有热，说明患有痔疮。

小肠有宿食，患者常会在傍晚发热，次日则止。

小肠胀的，少腹隆起胀满，会牵引腹部疼痛。

如果心脏先患病，就会传给小肠，而且心咳不停，则气与咳同出。

逆气侵入小肠，容易梦见聚集的城市街道。

心与脉是相应的，皮肤厚的人脉厚，脉厚的人小肠厚；皮肤薄的人脉薄，脉薄的人小肠也薄。皮肤弛缓的人脉也弛缓，脉弛缓的人小肠大而长。皮肤薄而脉形细小的人，小肠小而短，诸阳经脉多弯的人，其小肠纠结。

扁鹊说：手少阴心经与手太阳小肠经互为表里，所以表清里浊，清实浊虚，所以食物下去后，肠实而胃虚，所以腑实而不满。实就会被热所伤，热就张口，口会生疮；虚就会被寒所伤，发寒就会便泄脓血，或发里水，其根源就在小肠，会先从腹部起病。

小肠如果患了绝症，患者六天后就会死去，如何得知呢？如果患者的头发直如干麻，不能屈伸，自汗不止的话，就是小肠患了绝症。

手太阳经脉发生病变的时候，会咽喉痛、下颌肿，不能回头看，肩膀像脱落了似的，前肢像折断了一样。手太阳经脉主管由液所生的疾病，耳聋目黄，颊颔肿，颈、肩、肘臂外后侧疼痛等都与手太阳经脉有关。

小肠虚实第二

小肠实热

左手寸口、人迎前的脉象阳实，是手太阳经阳实证。症状为身体阵阵发热，汗不出，心中烦闷，身体沉重，口中生疮，这就是小肠实热。

柴胡泽泻汤

【功　效】　主治小肠热胀，口中生疮等。

【配　方】　柴胡、泽泻、橘皮（一方用桔梗）、黄芩、枳实、旋覆花、升麻、芒硝（各二两），生地黄（切，一升）。

【制用法】　将上面的九味药材切碎，用一斗水煎煮，取三升药汁，去渣，加入芒硝，分三次服用。

大黄丸

【功　效】　主治小肠实热，结满不通等。

【配　方】　大黄、芍药、葶苈（各二两），大戟、朴硝（各三两），巴豆（七枚），杏仁（五十枚）。

【制用法】 将上面的七味药材研为细末，用蜜调和成梧桐子大小的药丸，大人服用七丸，小儿服用二三丸，每天两次。小肠热散去后，每天服用一次。

小肠虚寒

左手寸口、人迎前的脉象阳虚，是手太阳经阳虚证。症状为头痛，耳颊痛，这就是小肠虚寒。

小肠虚寒，痛下赤白，肠滑，可用下面的滋补方：

干姜（三两），当归、黄柏、地榆（各四两），黄连、阿胶（各二两），石榴皮（三枚）。

将上面的七味药材切碎，用七升水煎煮，取二升五合药汁，去渣，加入阿胶，熬至阿胶化尽，分三次服用。

舌论第三

舌头是心与小肠的外在征象。舌重十两，长七寸，宽二寸半，是人身上的重要官窍，能调五味。凡是所吃的食物，如果多吃咸味，就会使舌脉凝而变色；如果多吃苦味，就会使舌皮枯槁而外毛焦枯；如果多吃辛味，就会使舌筋急而指甲枯干；如果多吃酸味，就会使舌肉肥而唇皮开裂；如果多吃甘味，就会使舌根痛而脱发。心喜苦味，肺喜辛味，肝喜酸味，脾喜甘味，肾喜咸味，此五味与五脏之气相合。如果心脏发热，舌头会生疮，容易引起唇裂外翻并显红色。如果小肠腑发寒，舌根就会收缩，牙关紧闭，说话困难，唇显青色。寒证适宜用补法，热证适宜用泻法，不寒不热，建议根据脏腑关系来调理。如果有舌根收缩，说话困难，唇显青色的症状，用升麻煎主治，效果最好。

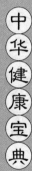

风眩第四

徐嗣伯说：我从小就继承家业，潜心钻研，名医治病的关键都听说过。我以为风眩的治疗方法很多，然而各个医家的疗效都不太明显。而这方面的医术，我是擅长的，我年少时用过，从来没有出现过差错。如今我已经接近暮年，恐怕哪一天突然死去，所以我把它总结出来，以传于后世。

风眩病起始于心气不定，胸上蓄实，所以患者会有高风面热的症状。痰与热相感而引动风，风与火相乱就烦闷目眩，这就是风眩病。大人患病叫作癫，小儿患病叫作痫，其实都是一种病。用我的方子治疗，没有不会痊愈的，但只怕没有对症下药而出现差错。患了这种病的人大都忌食十二属相的肉。而其中奔豚病最为严重，连续发作的次数过多就会气急，气急就会死亡，而无药可救。此处所列汤药对于病情轻重的人适宜，不要因此说这不是对症之药。治风眩的汤、散、丸、煎药一共有十个方子，患者刚开始患病时，就要服用续命汤，严重的时候可以根据病情针刺穴位，用火针来治疗，这样没有不能治愈的。刚发病时，针刺后接着灸，疗效最好。灸的方法放在后面用。我从业三十年，救活了不下百人，没有不痊愈的，后世如果知道这个方子，就不要过多参考其他的方法了。

续命汤

【功　效】　主治风眩病，烦闷无知，口吐白沫，四肢角弓，说话困难等。
【配　方】　竹沥（一升二合），生地黄汁（一升），龙齿、生姜、防风、麻黄（各四两），防己（三两），石膏（七两），桂心（二两），附子（三分）。
【制用法】　将上面的十味药材切碎，用一斗水煎煮，取三升药汁，分三次服用。气证的患者，加附子至一两、五合紫苏子、半两橘皮。如果服过续命汤，口开，四肢尚未完全恢复知觉，心中尚未清醒的，可用紫石汤主治。

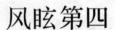

《千金方》白话解读

奔豚汤

【功　效】　主治奔豚气上，气急奔出等。

【配　方】　吴茱萸（一升），石膏、人参、半夏、芎䓖（各三分），当归（四两），桂心、芍药、生姜（各四分），生葛根、茯苓（各六分），李根皮（一斤）。

【制用法】　将上面的十二味药材切碎，用七升水、八升清酒煎煮，取三升药汁，分三次服用。

防己地黄汤

【功　效】　主治语言狂乱，眼光闪动，或说见鬼，精神错乱等。

【配　方】　防己、甘草（各二两），桂心、防风（各三两），生地黄（五斤，别切，勿合药渍，疾小轻，用二斤）。

【制用法】　将上面的五味药材切碎，用一升水浸泡一宿，绞取汁液，放置一旁，然后取其渣放在竹床上，再将生地黄放在药渣上。放入三斗米蒸之，然后用铜器取汁，蒸到饭熟，将之前的药汁加在一起混合绞取，分两次服用。

天雄散

【功　效】　主治头晕目眩等。

【配　方】　天雄、防风、芎䓖、人参、独活、桂心、葛根（各三分），莽草（四分），白术、远志、薯蓣、茯神、山茱萸（各六分）。

【制用法】　将上面的十三味药材切捣过筛制成散药，饭前用菊花酒送服方寸匕的量，每天两次，逐渐增加到三方寸匕的量，以效果为标准。

风癫第五

黄帝问道：人生来就有癫病的，疾病是从哪里来的呢？岐伯回答说：这是由于婴儿在母腹中的时候，母亲受到了过度惊吓刺激，导致气上而不

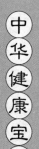

下，精与气共居一处，所以有可能造成孩子患癫病。

如果病在阳脉的时候，会时冷时热，同时在皮肤的分属部位也会时冷时热，这个病症叫作狂，诊治的方法就是刺其虚脉，直到分属部位全部发热并且痊愈就可以停止。癫病刚开始发作，一年发作一次；不治疗就会一月发作一次；如果还不治疗，就会四五天发作一次，这就是癫病，诊治的方法是刺其诸分肉，对于寒脉的患者，要以针补其气，直到病痊愈了就可以停止。

初染癫病的患者，会出现闷闷不乐，头重而痛，两目上视，发红的症状；患病较重者，会出现心烦意乱，情绪不宁的症状。诊治的时候要根据患者的颜面色泽及情绪变化来推测疾病发展的程度，可以针刺手太阳经、阳明经、太阴经穴位，直到面部血色恢复正常就可以停针。如果癫病开始发作时，身体出现像角弓一样的反张，进而导致脊背疼痛的症状，诊治时应取足太阳、阳明、太阴、手太阳经的穴位，等到面部血色恢复正常就可以停针。如果癫病开始发作时，出现口角歪斜，气喘心悸，啼哭呼叫的症状，诊治时应当从手阳明、手太阳两经取穴，采用缪刺的方法，如果右侧坚硬则针刺其左侧，如果左侧坚硬则针刺其右侧，等到面部的血色恢复正常后就可以停针。如果想治好癫病，应该常与患者相处，多留意患者针刺的部位。如果癫病发作得太厉害，就用下泻的方法，可以将渗出的血盛于瓦壶中，等到再次发作的时候，瓦壶里的血就会波动，如果不动，建议针灸穷骨二十壮，穷骨就是尾骶（长强穴）。

如果癫病已经深入骨内，患者就会感觉骨骼僵直，出汗，心中烦闷，颌、齿各俞穴的分肉都会感到胀满。如果肾气下泄，呕吐多涎，则无药可治。

如果癫病已经深入筋，患者就会感觉身体蜷曲不能伸展，痉挛抽搐，脉大，诊治时应针刺颈项后的大杼穴。如果气陷于下，呕吐多涎，则无药可治。

如果癫病已经深入脉，患者发病时就会突然晕倒且四肢各脉胀而纵缓。如果脉象胀满，应该针刺使其出血；如果没有胀满，可以针灸太阳经上夹对颈项的天柱、大杼等穴位，并针灸带脉穴，与腰间相距三寸的地方和各经脉分肉之间及四肢的俞穴，即可见效。如果患者吐出很多涎沫，气陷于下，则无药可救。

如果癫病发作时，患者突然发狂，脸上的皮肤绷得很紧又很厚，这就是死症；如果癫病发作时，患者扑倒在地，没有知觉，口吐涎沫，此时患

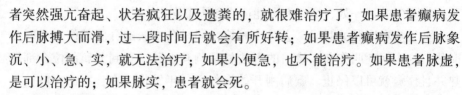

者突然强亢奋起、状若疯狂以及遗粪的，就很难治疗了；如果患者癫病发作后脉搏大而滑，过一段时间后就会有所好转；如果患者癫病发作后脉象沉、小、急、实，就无法治疗；如果小便急，也不能治疗。如果患者脉虚，是可以治疗的；如果脉实，患者就会死。

如果五脏不平、六腑闭塞，就容易导致厥病发展成为癫病。由于厥病能发展为癫病，所以本章会专门论述厥病这种病症。如果阴衰，就会导致热厥，出现腹满或突然不省人事、手足发热的症状，大多是醉酒或饭后性交，阴衰转阳盛导致的。如果阳衰，就会导致寒厥，出现腹满或突然不省人事、手足发寒的症状，大多是秋冬伤及阳气，阴气上逆，阳衰阴盛导致的。

黄帝问道：为什么厥病有寒热的区别呢？岐伯回答：阳气从足部渐渐衰弱的，就是寒厥；阴气从足部渐渐衰弱的，就是热厥。

黄帝问道：为什么热厥先从足下发生？岐伯回答：阳气行于足小趾的外侧，主要集中在足下，而在足心聚集，所以阳气偏盛时足下就会生热。

黄帝问道：为什么寒厥先从足的小趾发生，后上行到膝下？岐伯回答：阴气起始于足小趾的内侧，主要集中在膝下，而在膝上聚集。如果阴气偏盛，逆冷就起始于足趾，然后上行到膝上，这种寒气不是从外入侵到人体的，而是内部阳虚导致的。

黄帝问道：为什么厥病的患者，有的腹满，有的突然不省人事，半天乃至一天才醒过来？岐伯回答：阴气偏盛于上，下部就会虚，下部虚的话腹部就会胀满；阳气偏盛于上，阴气也会并行于上，如果邪气逆行，就会导致阳气紊乱，阳气一旦紊乱，人就会忽然不省人事。

如果太阳经患了厥病，就会感觉头脚都沉重，足不能行，眼花昏倒。如果阳明经患了厥病，就会发为癫病，人就会狂走叫呼，腹满，不能卧下，面红发热，胡言乱语。如果少阳经患了厥病，人就会耳聋，颊部肿，两胁痛，大腿不能行动。如果太阴经患了厥病，人就会腹部胀满，大便不畅，不想饮食，吃了就吐，不能卧床。如果少阴经患了厥病，就会导致舌干，小便赤，腹满，心痛。如果厥阴经患了厥病，就会小腹肿痛，腹胀，大小便不畅，睡觉时喜欢屈膝，前阴萎缩，足胫内侧生热。身体强壮的患者应用泻法，身体虚弱的患者应用补法，既不强壮也不虚弱的，就刺本经主穴。

对于上寒下热的患者，先刺其颈项太阳经上的穴位，留针时间较长，然后用火熨颈项与肩胛，使其上热下冷才停止，这就是推而上之的方法。对于上热下寒的患者，刺其虚脉而陷下于经络的部位，直到气下行再停止，

154

这就是引而下之的方法。

刺热厥症的患者，留针，使其反为寒。刺寒厥症的患者，留针，使其反为热。刺热厥症取二阴一阳，刺寒厥症取二阳一阴。所谓二阴，就是两次刺阴经穴；所谓二阳，就是两次刺阳经穴。

温病的热邪进入肾中就会导致痉病，小儿痫病的热邪太盛也会导致痉病。凡是风暗暴尸厥及鬼魇不寤的病症，症状都是相似的，关键要观察病情的发展。所以经书上说，患厥病时间久了就会导致癫病，由此可知它们的相似之处。

癫病一共有五种：一是阳癫，患者发病时如同死人，小便失禁，一会儿就有所好转；二是阴癫，出生时脐疮未痊愈就经常洗浴者，容易患癫病；三是风癫，发病时眼睛互相引牵，反张痉挛僵直，发出羊叫声，一顿饭时间就有所好转，这种癫病是过度劳累又受到风邪入侵，再加上醉酒与饱食后房事过度，使人心气逼迫，短气脉悸导致的；四是湿癫，眉头痛，身体沉重，这是发热时洗头，湿邪结于脑，汗未止导致的；五是马癫，发作时反目，牙关紧闭，手足抽搐，全身发热，这是小时候被膏气所伤，脑热不和导致的。

续命风引汤

【功　效】　主治中风癫眩，不省人事，狂言，舌头肿大等。
【配　方】　麻黄、芎劳、石膏、人参、防风（各三两），甘草、桂心、独活（各二两），防己、附子、当归（各一两），杏仁（三十枚），陈姜（五两，一本无陈字）。
【制用法】　将上面的十三味药材切碎，用三升酒、一斗水煎煮，取四升药汁，分四次服用，白天三次，晚上一次。

鸱头丸

【功　效】　主治风癫。
【配　方】　鸱头（一枚），葶苈子、铅丹、虎掌、乌头、栝楼根（各三分），甘遂、天雄、蜀椒、大戟（各二分），白术（一分），菌茹、铁精（各一两）。
【制用法】　将上面的十三味药材研为细末，用蜜调和成梧桐子大小的药丸，用汤酒送服两丸，每天三次。

鼍甲汤

【功　效】 主治邪气，梦中惊醒时哭泣，不欲闻人声，体中酸楚，腰脊强痛，腹中拘急，时寒时热，不想吃饭，或患病之后过度劳累，触犯忌讳，各种不节制；妇人生产之后月经不利，时常带下色青赤白，身体瘦弱，小便不利，头身发热等。

【配　方】 鼍甲（七枚），甘草、白薇（一作白芷）、贝母、黄芩（各二两），麻黄、白术、芍药（各二两半），防风（三两），凝水石、桂心、茯苓、知母（各四两），石膏（六两）。

【制用法】 将上面的十四味药材切碎，用二斗水煎煮，取四升药汁，温服一升，白天三次，晚上一次。

九物牛黄丸

【功　效】 主治男子因鬼魅而导致的精神失常，惊恐万状，痛不欲生等。

【配　方】 牛黄（土精，一云火精）、荆实（人精）、龙骨（水精）、空青（天精）、雄黄（地精）、曾青（苍龙精）、玉屑（白虎精）、赤石脂（朱雀精）、玄参（玄武精）（各一两）。

【制用法】 将上面的九味药材（九精，上通九天，下通九地）切捣过筛制成散药，用蜜调和成小豆大小的药丸，饭前服用一丸，每天服用三次，逐渐加量，以有效果为度。

十黄散

【功　效】 主治五脏六腑血气衰少，神魂颠倒，失魂落魄，恍惚不安，悲喜无常等。

【配　方】 雄黄、人参（各五分），黄芩、大黄、黄柏、黄芪、细辛、桂心（各三分），黄连、麻黄、黄昏、蒲黄（各一分），黄环、泽泻、山茱萸（各二分）。

【制用法】 将上面的十五味药材切捣过筛制成散药，饭前用温酒送服方寸匕的量，每天三次，如果没有效果，逐渐增加至二方寸匕的量。体质虚弱的人，可增加人参五分。

风虚惊悸第六

远志汤

【功　效】　主治心气虚，惊悸，心气不足，健忘等。

【配　方】　远志、干姜、铁精、桂心、黄芪、紫石英（各三两），人参、茯苓、甘草、芎䓖、茯神、当归、羌活、防风（各二两），麦门冬、半夏（各四两），五味子（二合），大枣（十二枚）。

【制用法】　将上面的十八味药材切碎，用一斗三升水煎煮，取三升半药汁，分五服，白天三次，晚上一次。

茯神汤

【功　效】　主治风邪入侵五脏，大虚惊悸等。

【配　方】　茯神、防风（各三两），人参、远志、甘草、龙骨、桂心、独活（各二两），白术（一两），酸枣（一升），细辛、干姜（各六两）。

【制用法】　将上面的十二味药材切碎，用九升水煎煮，取三升药汁，分三次服用。

小镇心丸

【功　效】　主治心气不足，惊悸不安，胸中逆气，神情恍惚等。

【配　方】　紫石英、朱砂、茯神、银屑、雄黄、菖蒲、人参、桔梗、干姜、远志、甘草、当归、桂心（各二两），防风、防己、细辛、铁精（各一两）。

【制用法】　将上面的十七味药材研为细末，用蜜调和成梧桐子大小的药丸，一次服用十丸，每天三次，逐渐增加至二十丸。

好忘第七

开心散

【功　效】　主治健忘。

【配　方】　菖蒲（一两），远志、人参（各四分），茯苓（二两）。

【制用法】　将上面的四味药材切捣过筛制成散药，每次用酒送服方寸匕
　　　　　　的量，每天三次。

菖蒲益智丸

【功　效】　主治健忘恍惚。

【配　方】　菖蒲、远志、人参、桔梗、牛膝（各五分），茯苓（七分），
　　　　　　桂心（三分），附子（四分）。

【制用法】　将上面的八味药材研为细末，用蜜调和成梧桐子大小的药丸，
　　　　　　一次服用七丸，逐渐增加至二十丸，白天两次，晚上一次。

养命开心益智方

【功　效】　主治健忘。

【配　方】　干地黄、人参、茯苓（各二两），远志、苁蓉、菟丝子（各三
　　　　　　两），蛇床子（二分）。

【制用法】　将上面的七味药材切捣过筛制成散药，每次服用方寸匕的量，
　　　　　　每天两次，忌食兔肉。

《千金方》白话解读

脾脏方卷

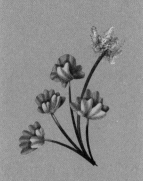

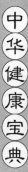

脾脏脉论第一

脾主管意，脾脏是意归藏的地方。意是脾脏保存记忆的地方。脾脏号称谏论大夫，统摄其余四脏。心中有所忆称为意，意的存在称为志，因志而存在和变动的称为思，因思而远慕的称为虑，因虑而处理事情的称为智。

脾藏意，口唇是脾在外的器官。脾气与口相通，于是口能辨别五味。所以说口为戊，属阳土；舌唇为己，属阴土，循环中宫，向上从颐颊出来，在唇上表现出来，向下回到脾中。舌表现旺盛的气血，脾外主肌肉的营养，内主滋味的运化。脾重二斤三两，宽三寸，长五寸，脾四周的脂状膜重半斤，主管血液，温暖五脏。脾又称俾俾，也叫意藏，主藏营气，与时节相应，所以说脾藏营气，营藏意，在气表现为噫，在液表现为涎。脾气虚会导致四肢不举，五脏不安；脾气实会导致腹胀，大小便不通畅。脾气虚会梦见吃不饱饭，属土的时节会梦见修房造屋；脾气盛会梦见唱歌作乐，身体沉重，手足不能举动。如果逆乱之气入侵脾脏，就会梦见风雨大作。

脾脏属土，与胃合为腑脏，它的经脉是足太阴经，与阳明胃经互为表里，其脉象缓慢，脾气在夏天开始上升且最为旺盛。脾脏为土，象征敦厚而有福气。敦为敦厚，万物颜色各不相同，所以称为福者广。万物根茎牢固，叶子从树尖出生，小虫的蠕动、喘息全靠脾土的恩惠。有德就缓，有恩就迟，所以太阴脉脉象又缓又迟，尺脉、寸脉各不相同。酸咸苦辣是土里产生的精华，各自运行在自己的时节里，又不会互相克制，所以可以经常吃。土寒时可以吃温性的食物，土热时可以吃凉性的食物。土有一子，名叫金，土怀抱金，从不离身。金畏惧火，恐热气来蒸，于是离开母亲，逃到了水中。水为金之子，而藏火神，闭门塞户，内外不通，这是在冬季的时候，土失其子就会脾气衰微，水气固之就会洋溢，浸渍脾土，然后入侵皮肤，导致面目浮肿，之后又回到四肢。

愚医一看见面目浮肿的症状，立即用泻下法，就会导致脾胃空虚，水入侵脾中，于是肺发生喘浮。肝木畏惧肺气，所以肝向下沉没，但下面有荆棘，肝为了不受侵害，于是躲避在一边，让水横流。又因为在冬季，水旺而心气衰，心气衰而脉伏，肝气微就会导致脉象沉而伏。如果医术高明的医生来治疗，就会选取不同的穴位，让大小便通畅，于是水道畅通，甘液下流，阴阳相合，喘息得以缓解，汗就会排出体外。肝木才能扎根于土，肝木气升而生心火，心气因势而起，阳气在四肢通行，肺气飘忽高远，于是喘息平稳下来。肾水不再泛滥入侵肺而使声音得以安定，肾水为咸味，因为金母衰败，所以汗排出有一股污臭味。土得子金，即成为山；金得母土，就称为丘。

四季的顺序，是五行逆顺的更迭。那么脾脉都主管哪些呢？脾脉属土，脾脏与其余四脏不同，它以水之精气，灌养其余四脏。健运的脾脉不会单独得见，只有当脾脏发生病变时，才可以被发现。脉恶如何体现呢？脉势来如流水的，就是太过，病体现在外；脉势如鸟在啄的，就是不及，病体现在内。太过会使人四肢沉重，不能举动。不及会使人九窍堵塞不通，名叫重强。

脾脉来势柔和，如同小鸡走路那样相间隔的就是平脉。脾脉在长夏以胃气为本，脾脉来时实而盈数，如同小鸡举起脚爪的，就是脾病。脾脉来时坚锐如鸡喙，如鸟爪、屋漏、水流的，就是脾死脉。真脾脉来时，脉象弱而乍疏乍散，患者肤色黄青没有光泽，等到毛发枯黄时就会死去。

长夏里胃气微而软弱的脉就是平脉，脉象弱而胃气少的就是脾病脉，只有代脉而没有胃气的就是死脉，软弱而且有石脉的病就是在冬天患上的，石脉严重的病发于长夏时节。脾藏营气，营气藏意，如果忧愁就会伤意，意伤就会烦闷，使人四肢不举，毛发焦黄，在春天就会死去。如果足太阴脾经脉气绝，脉气就不能供养口和唇。口唇是肌肉之本，脉不营运，肌肉会软弱，肌肉软弱就会人中胀满，人中胀满就会口唇外翻，口唇外翻的患者，肌肉会死去，如果在甲日患病，就会在乙日死去，这是因为甲乙在五行中属木，而脾属土，木克土。脾失去所藏的意，真脾脉就会显现出来，浮诊得脉象非常缓，按诊脉体如同倒扣的杯子，如果像是在晃动的，那就必死无疑。

六月季夏，月建为未，坤与未之间是土的方位，脾旺盛的时节，如果诊得脉象大而缓的，就是平脉。如果诊得脉象浮大而洪的，是心之乘脾，母之归子，是虚邪，即使患病也可以治疗；如果诊得脉象微涩而短的，是肺之乘脾，子之乘母，是实邪，即使患病也能自愈；如果诊得脉象弦而长的，是肝之乘脾，木之克土，是贼邪，是大逆的现象，患者会不治而死；如果诊得脉象沉软而滑的，是肾之乘脾，水之凌土，是微邪，即使患病也能很快痊愈。

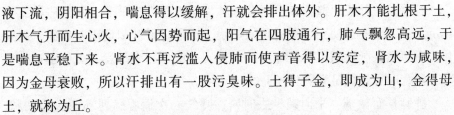

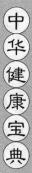

右手关上脉象阴绝，表明没有脾脉，会出现少气下利，腹部胀满，身体沉重，四肢不想动，经常呕吐的症状，治疗时可针刺足阳明胃经上的穴位。右手关上脉象阴实，是脾实的表现，会出现肠中干燥，大便困难的症状，治疗时可针刺足太阴脾经上的穴位。

脾脉长而微弱，来时疏，去时密，呼气一次而脾脉搏动两次为平脉，搏动三次的是患了离经病，搏动四次为脱精症，搏动五次就会失去知觉，搏动六次就会死亡，这是足太阴经脉象反映出来的症状。

脾脉非常急是患抽风的症状，微急就会膈中满，饮食就会吐出，然后吐泡沫；脾脉非常缓是患了痿厥，微缓是风痿，四肢不能动，心中明亮仿佛未曾生过病一样。脉象非常大的患者会突然倒地；脉象微大患脾疝，是因为在肠胃之外有气裹大脓血；脉象非常小患寒热病；脉象微小患消瘅病。脉象非常滑患癃癃，症状是阴囊肿大，小便癃闭；脉象微滑患虫毒、蛔虫，肠中鸣热；脉象非常涩患脱肛；脉象微涩患内溃，症状为多下脓血。

脾脉搏坚而长，面色泛黄的，是患了少气的病。脾脉软而散，面色没有光泽的，是患了水肿。黄脉来的时候大而虚，是有积气在腹中，体内有厥气，这种病是厥疝，女子患了这种病也是这样。这种病是四肢出汗受风邪入侵导致的。

扁鹊说：脾患了病面色就会枯黄，脾气实就会舌根僵直，脾气虚就会患食癖以及食量大的病，应当下泻畅通，如果脾脏的阳气壮盛，就会梦见饮食之事。脾在声音上表现为歌，在动作上表现为嗳气，在情志上表现为思。过于忧思就会损伤脾脏，精与气聚集会让人感到饥饿。音主长夏，病变在音上的病人应该治本经。惊恐过度就会伤精，精受到损伤就会导致骨酸无力，精不时自下就是精生病。所以五脏是主藏精的，不能损害，一旦受到损害就会失去固守从而导致阴虚，阴虚就会无气，无气就会死去。

病如果始于脾，就会导致闭塞不通，身体疼痛和沉重，一天后就会到胃部，引起腹胀；两天后就会到肾，引起小腹腰脊疼痛，胫酸；三天后就会到膀胱，引起背脊筋痛，小便闭塞；十天还没有治愈，患者就会死亡。冬天死于亥时，夏天则死于晚饭时。

病在脾脏，下午二时左右病情会缓解，患者感觉神清气爽，早上严重，中午相持不下，即使没有痊愈也不会死，午后申酉时病情平静。

如果脾脏患了病，可能是在东行途中吃了野鸡和兔肉以及各种野果导致的，即使当时没有发作，那么也会在春天发作，发作的时间在甲乙月。

凡是患了脾病的患者，时常感觉身体沉重，容易饥饿，行走时，感到筋脉痉挛，脚底疼痛。脾虚就会腹部胀满，而且伴随肠鸣，导致消化不良而发生呕吐。治疗时可以针刺足太阴脾经、足阳明胃经以及足少阴肾经。

脾脉沉取为软，浮取为虚，这种情况下患者会出现腹部胀满，胃中有热，大便困难，饮食不消化，四肢麻木等症状。妇女脾虚，会出现月经不来，如果来了就会有频频并下的症状。

脾生病的患者面色泛黄，饮食不消化，腹部胀满，身体沉重，大便不通畅。如果脉象微缓而长，还可以治疗，适宜服用平胃丸、泻脾丸、茱萸丸、附子汤。春天可以针刺隐白穴，冬天可以针刺阴陵泉穴，都可以用泻法。夏天针刺大都穴，季夏针刺公孙穴，秋天针刺商丘穴，都可用补法。还可以针灸章门五十壮，背第十一椎棘突下的脾俞穴一百壮。

如果病邪在脾胃中，就会导致肌肉疼痛。阳气有余而阴气不足，就会患热中病，容易饥饿。阳气不足而阴气有余，就会患寒中病，容易肠鸣腹痛。阴气、阳气都有余，或者都不足，就会有寒有热，都应调理三里穴。

如果患者曾经醉饱倒地，醉饱后行房，汗出迎风，就会损伤脾脏，脾脏受伤会使体内阴阳之气不合，阳气不随从阴气，所以用三分诊脉法可得知人的生死。脾脏中风的患者，身体会发热，形同酒醉之人，皮肉跳动，短气。

脾水的患者，有腹大，津液不生，四肢沉重，小便困难的症状。

脾胀的患者，有干呕，四肢沉重的症状。趺阳经脉象浮而涩的，脉象浮则胃气旺盛，脉象涩则小便次数多，浮、涩两种脉气互相争斗，大便就会坚硬，这就是脾约病。脾约的患者，大便坚硬，小便通畅而且不口渴。

如果脾气弱，会泻出白色黏液或脓状物，汗出不止，大便坚硬，名为脾气弱，或五液汗涕泪涎唾俱下，颜色为青、黄、赤、白、黑。

寸口脉象弦而滑的，脉弦就会疼痛，脉滑就是脾实。疼痛就是脉急，脾实就会脉跳，脉急和脉跳相搏，即成为胸胁抢急。趺阳经脉象浮而涩的，脉象浮就是胃气微弱，脉象涩就是脾气衰弱，微弱的胃气与衰微的脾气相搏，就会引起呼吸困难，这就是脾脏失调。

寸口脉双紧即只见气入不见气出，则无表有里，心下痞坚。

趺阳脉脉象微而涩的，脉微就是没有胃气，脉涩就会损伤脾脏。有寒邪在胸膈，如果向下移动，就会导致寒积不消，胃伤脾虚，于是谷气不畅，饭后嗝气。寒邪在胸膈，上虚下实，谷气不通，就是患了秘塞的疾病。

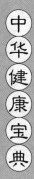

寸口脉脉象缓而迟的，脉缓就是阳脉，卫气长；脉迟就是阴脉，荣气促。荣卫俱和，刚柔相得，三焦相承，正气必强。

跌阳脉脉象滑而紧的，脉滑就是胃气充实，脉紧就是脾气损伤，如果饮食不能消化，则是脾脏失调导致的。如果饮食而腹部不胀满，则是胃气有余。如果腹满而饮食困难却又有饥饿感，则是胃气不通畅，心气虚。如果饮食感到腹部胀满，则是脾脏失调。

患者鼻下平，说明患了胃病。鼻微红说明患了痈病，鼻微黑说明患了热病，鼻青说明患了寒病，鼻白说明无法医治。嘴唇黑说明胃先患了病，嘴唇微燥而渴说明可以治疗，嘴唇不渴说明不可治疗。脐翻出来说明脾先死了。

凡是人治疗后病脉消除，晚上反而微烦，这是强行让患者进食导致的，此时脾胃之气还很微弱，不能消化食物，所以病人感到微烦，减少食物就可以痊愈。

脾积的患者，脉浮大而长，饥饿时腹部会缩小，腹饱就会肿胀，腹部的肿胀与否，与食物增减相一致，且患者心下方有一连串如桃李的圆块鼓起，面色发黄，肌肉减损，腹中胀满，四肢沉重，肠鸣，呕泄，足胫发肿。

脾之积气名叫痞气，在胃脘中宛如一个倒扣的盘，久久不愈，患者就会四肢不收，患上黄疸病，饮食不能营养肌肤，这种病是在冬季壬癸日患上的。肝病传给脾，脾会传给肾，肾刚好在冬天旺盛，肾气旺盛就不会受病，脾又想将病还给肝，肝不肯接受，于是在脾中留结为积，所以痞气是在冬天患上的。脾病的患者面色发黄，身体发青，小便失禁，双眼直视，唇外张，指甲发青，饮食呕吐，身体沉痛，四肢不举。脾的脉象应是浮大而缓，如今反而弦急，健康人的面色为黄色，脾患病的病人却呈青色，这是木克土，为大逆，无法治愈。

发宫音的人，主要是脾声。脾在声音上表现为歌，在五音上表现为鼓，在情志上表现为愁。它的经脉是足太阴经，如果逆乱之气上逆阳明经，就会荣卫不通，阴阳变位，阳气内击，阴气外伤，阴气外伤就会发寒，发寒会导致脾虚，脾虚则形体消瘦，语音沉涩，犹如破鼓的声音，舌头僵硬，经常吞咽唾液，口噤唇黑，四肢不举，身体沉重如山，便利无度，严重者无法医治。

这种病可以服用麻黄汤医治。患者说话时声音忧惧，舌头卷缩，这是因为木克土，阳击阴，阴气伏，阳气升腾。阳气升腾就会气实，气实则生热，生热会闷乱，使患者身体不能转侧，说话拖声，气深不转而心急。这是邪热伤脾的症状，严重者无法医治。如果嘴唇虽萎黄，语音还能打转的，还可以治疗。

属脾经的疟疾，会使人生寒，腹中疼痛，发热就会肠中鸣叫，满汗流出，可以服用恒山丸医治。如果患者本来很少发怒，突然反复无常，嗔怒喜笑无度，不搭理人，和他郑重说话时他却痴笑不答，这是脾病在声音上的表现。这样不出十天或一个月，灾祸就会来临。阴阳的疾病，经络是其源头，医生应该探究病因，弄清病理，然后诊治，这样才能药到病除。

脾的颜色是黄色，脾与肌肉相合，黄如鳝腹的为吉。脾主管口唇，唇是脾的外在器官，禀土气最全的人，肤色是黄色，大头圆脸，腹大，股胫健美，手足小，多肉，上下相称，行走脚踏实地，心气平和，乐于助人，不喜欢权势，喜附人，能忍受秋冬，不能忍受春夏，如果春夏季节感受风邪而生病，就取足太阴经主治，此类人厚重。

脾与月相应，月有盈亏，脾有虚实，脾与口唇大小相似。上唇厚，下唇就薄，没有腭龈，唇有破损，说明脾位不正。口唇外翻的人，脾的位置高，位高就脾实，脾实就生热，生热会引起胁满疼痛。口唇下垂而宽大但不坚实的人，脾的位置低，位低就脾虚，脾虚就生寒，生寒会引起身体沉重，不能行走。口唇坚硬的人，脾就会坚硬，脾坚则脏安，脏安就不会生病。唇上下相称的人，脾端正，脾端正则脾胃和，人不会生病。唇偏举的人，脾容易痛胀。

凡是十二经脉在皮肤的分属部位有陷下或突起的人，必会生病。阳明胃经是脾的分属部位，脾气在内通流，外部皮肤也会随着有所反应。脉象沉浊的是内病，脉象浮清的是外病。如果病邪从外面入侵，所属部位就会突起，可用先泻阳，后补阴的方法。如果病邪从里面而出，所属部位就会凹陷，可用先治阴，后治阳的方法。阳就是实热，阴就是虚寒。寒主外，热主内。

凡是人的生死吉凶，五脏的神一定会在外表显现出来。如果脾先患病，嘴唇就会干枯没有光泽。如果脾死了，唇就会干裂青白，并且渐渐缩急，开合不便。如果天中等分而且墓色对应，那么患者必不治而死。病人脸色的深浅，可以判定距离死亡的时间，快则十天至半月，慢则不过四百天。脾病稍有好转突然猝死的，这样的情况该如何判断呢？回答：脸颊上出现拇指大小的青黑色斑点的，必然猝死。脾脉绝后十二天就会死，这样的情况该如何判断呢？回答：如果患者口冷足肿，腹热胀痛，泻痢而没有感觉，面色发青，眼睛发黄，五日就会死。如果患者卧床，心痛气短，脾绝内伤，百天后就会痊愈，可以起来走动，但一旦跌倒磕碰，必定卧床而死，能治这个病的，可以说是神医了。另外，面色发黄、眼睛发红的人不会死亡。如果面色黄如枳实，那么必死。吉凶的颜色，在脾经的分属部位，表现得格外明显。如果唇呈黑黄色则一定会生病，不出当年。如果当年没有应验的，三年之内一定有灾祸。

夏季为土，脾脉呈黄色，主管足太阴脉，脾脉的本在中封之前上面四寸之中，与背俞和舌根相应。中封在内踝前一寸大筋的凹陷处，脾脉的本在中封上面四寸处。脾脉的根在隐白穴，隐白穴在足大趾端内侧。

脾的筋脉从足大趾端内侧出发，向上与内踝聚集。主筋上行在膝内辅骨上相交，再沿着大腿内侧与髀骨相交，聚集在阴器上，再上行到腹部并结于脐，沿着腹部内侧上行与胁相交，散于胸中，靠里的一支依附脊骨。脾脉从足大趾端出发，沿着趾内侧白肉的边缘，过大趾骨后内侧突起的圆骨后进入踝骨前侧，上行进入小腿肚子并沿着胫骨的后面，在足厥阴经之前相交而出，再沿着膝和大腿内前侧上行进入腹部，属于脾，联络胃部，上膈挟咽，与舌根相连，在舌下散开。它的支脉，又从胃另行上膈注入心中，与足阳明经互为表里。足阳明经的本经，在厉兑穴，脚背上大趾间上面三寸骨节中，与手太阴肺经交会。

足太阴脾经的络脉就是公孙，在离本节趾掌交接的骨节后一寸的地方，别走足阳明经。它的支脉进入肠胃中联络，主辖脾生病。脾实就会胃热，胃热则腹中切痛，疼痛表明阳脉患病，阳脉反比寸口大三倍。患病就会舌强筋转，睾丸收缩并牵引大腿引起髀痛，腹部胀满，身体沉重，饮食困难，心烦，心下急，注脾。如果脾生病，脾虚就会胃寒，胃寒则腹部胀满，胀满就是阴脉患病，阴脉反比寸口脉小一倍。患病就会泄水，心烦，不能睡卧，强行站立时股膝内痛，就像筋被扭断一样。筋折断的，筋脉时常颤动，颤动得剧烈的人会不治而死。

春季、夏季、秋季、冬季四脏所主的时节，各剩下十八天，这四个十八天主管脾胃，此时容易患黄肉随病。它的根源在于太阴经和阳明经脉气相关格，是节气变换，三焦寒湿不相调和，四时关格导致的，于是脏腑受到怪病的侵害，随着时节的转换，就会导致阳气外泄，阴气内伏，两者的病正好相反。

如果腑虚受到阴邪入侵，就会头重颈直，皮肉强痹。如果脏实受到阳

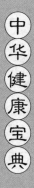

邪所伤，就会蕴结成核，在喉颈两侧生出，并将毒热分布在皮肤之中，向上散入发际，向下贯通颊骨，隐隐发热，从不停息，所以称为黄肉随病。

扁鹊说：灸肝脾二俞穴，可以主治丹毒。四时随病，应当根据病源采取补泻的方法，虚实的病症，皮肉发热，必须划破患处，可以敷贴药膏来辅助治疗，这样没有不痊愈的。

脾虚实第二

脾实热

右手关上脉象阴实，是足太阴经阴实证。症状为足寒，小腿热，腹胀，腹满，烦躁，无法入睡，这就是脾实热。

泻热汤

【功　效】　主治舌本强直，或者梦见唱歌作乐的场景，身体沉重不能行走等。

【配　方】　前胡、茯苓、龙胆、细辛、芒硝（各三两），杏仁（四两），玄参、大青（各二两），苦竹叶（切，一升）。

【制用法】　将上面的九味药材切碎，用九升水煎煮，取三升药汁，分三次饭后服用。

射干煎

【功　效】　主治同泻热汤。

【配　方】　射干（八两），大青（三两），石膏（十两，一作一升），赤蜜（一升）。

【制用法】　将上面的四味药材切碎，用五升水煎煮，取一升五合药汁，去渣，加入蜜再煎煮，取二升药汁，分三次服用。

脾胃俱实

  右手关上脉象阴阳俱实，是足太阴经与足阳明经俱实证。症状为脾胀腹坚，两胁下痛，大便困难，时常泻痢，胃气不转，牵动五脏，站立喘鸣，腹中疼痛，上冲肺肝多惊悸，身体生热不出汗，喉痹精少，这就是脾胃俱实。

大黄泻热汤

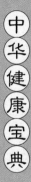

【功　效】　主治脾脉厥逆，大腹中热，心烦，腹部发胀，身体沉重，吃不下饭，脾急疼痛等。

【配　方】　大黄（细切，水一升半别渍一宿）、甘草（各三两），泽泻、茯苓、黄芩、细辛、芒硝、橘皮（各二两）。

【制用法】　将上面的八味药材切碎，用七升水煎煮，取三升三合药汁，去渣，加入大黄，再煎两沸，去渣，加入芒硝，分三次服用。

脾虚冷

  右手关上脉象阴虚，是足太阴经阴虚证。症状为腹满气逆，霍乱呕吐，心烦，不能睡卧，肠鸣，这就是脾虚冷。

麻豆散

【功　效】　主治脾气虚弱，吃不下饭等。

【配　方】　大豆黄（二升），大麻子（三升，熬令香）。

【制用法】　将上面的两味药材切捣过筛制成散药，用汤送服一合，每天服用四五次。

脾胃俱虚

  右手关上脉象阴阳俱虚，是足太阴经与足阳明经俱虚证。症状为胃中空虚，四肢逆寒，泄注不已，少气，呼吸困难，这就是脾胃俱虚。

白术散

| 【功　效】 | 主治脾胃俱虚冷。 |

【功　效】　主治脾胃俱虚冷。

【配　方】　白术、厚朴、人参、吴茱萸、茯苓、麦蘖、曲、芍药（各三两）。

【制用法】　将上面的八味药材切捣过筛制成散药，饭后用酒送服方寸匕的量，每天三次。

平胃丸

【功　效】　主治身体沉重，吃不下饭，吃饭无味，心下虚满，时时欲下，嗜睡等。

【配　方】　杏仁（五十枚），丹参（三两），苦参、玄参、葶苈（各二两），芍药、桂心（各一两）。

【制用法】　将上面的七味药材研为细末，用蜜调和成梧桐子大小的丸，用酒送服五丸，每天三次。

曲蘖散

【功　效】　主治肠中水气，腹胀等。

【配　方】　法曲、麦蘖、杏仁（各五两）。

【制用法】　将上面的三味药材切捣过筛制成散药，饭后用酒送服一合，每天三次。

脾劳第三

凡是患了脾劳病的患者，主要是补益肺气。肺气旺盛，则脾有所养。所以圣人春夏养阳气，秋冬养阴气，就是顺其根本。肝脏、心脏为阳，脾肺肾为阴。违逆其根就相当于砍伐整棵大树。阴阳四时，是万物的终始。

半夏汤

【功　　效】　主治脾劳实，四肢无力，五脏失调，腹部胀满，气急不安等。
【配　　方】　半夏、宿姜（各八两），茯苓、白术、杏仁（各三两），橘皮、
　　　　　　　芍药（各四两），竹叶（切，一升），大枣（二十枚）。
【制用法】　将上面的九味药材切碎，用一升水煎煮，取三升药汁，分四
　　　　　　　次服用。

膏酒

【功　　效】　主治脾虚寒劳损，气胀噎满，饮食困难等。
【配　　方】　猪膏（三升），宿姜（汁，五升），吴茱萸（一升），白术
　　　　　　　（一斤）。
【制用法】　将上面的吴茱萸、白术两味药材研为细末，切捣过筛制成散
　　　　　　　药，加入宿姜汁和猪膏煎煮，取六升药汁，用一升温清酒送
　　　　　　　服方寸匕的量，每天两次。

肉极第四

　　患上肉极病（六极之一，由脾伤引起），主脾生病。脾与肉相应，肉
与脾相合，如果脾生病，肉就会变色。阴经患病则肌肉麻痹，肌痹还没有
痊愈，又感受到病邪，病邪损害脾脏，于是身体发痒，像有老鼠在身上爬，
身体就会脱水，皮肤腠理开张，大汗淋漓，鼻端发黄，这些都是肉极病的
症状。

　　凡是风邪藏于皮肤之下的，肌肉的颜色就会变化。在季夏戊己日被风
邪中伤会形成脾风。脾风的症状是多汗，如果阴经被扰动就会被寒邪所伤，
有寒邪则导致气虚，气虚则身体沉重，四肢不想举动，不想饮食，吃饭会
咳嗽，咳嗽就会导致右胁下痛，隐隐牵引肩背疼痛，不能转侧，这就是疠
风，是里虚外实导致的。如果阳经被扰动就会伤热，有热邪就会导致气实，
气实则身体发痒，像老鼠在身上爬，口唇溃败，皮肤变色，身体脱水，膝

理张开，大汗淋漓，这就是恶风。这时应该依照一定的法则，来判断病的始终、脉的阴阳动静和肉的虚实，是实的就泻之，是虚的就补之。要治疗这种病，应在风邪刚刚进入肉、皮毛、肌肤、筋脉的时候立即救治，如果风邪进入五脏六腑，人就已经半死了。

扁鹊说：肉绝无法医治的，五天就会死去，如何才能知道这样的情况呢？患者皮肤不通畅，气就不能外泄。凡是肉都与足太阴经相对应，太阴经气绝会导致血脉无法供养肌肉，嘴唇外翻的人气已尽，那么肉已经先死，纵使是神医妙药也救不回来了。

解风痹汤

【功　效】　主治肉热极，肌肤麻木好像老鼠在身上爬行，腠理开通，汗液大泄等。

【配　方】　麻黄、防己（一作防风）、枳实、细辛、白术（各三两），生姜、附子（各四两），甘草、桂心（各二两），石膏（八两）。

【制用法】　将上面的十味药材切碎，用九升水先煮麻黄，除去泡沫，加入其他药材煎煮，取三升药汁，分三次服用。

西州续命汤

【功　效】　主治肉极虚热，肌肤麻木好像老鼠在身上爬行，津液开泄，四肢急痛等。

【配　方】　麻黄、生姜（各三两），当归、石膏（各二两），芎䓖、桂心、甘草、黄芩、防风、芍药（各一两），杏仁（四十枚）。

【制用法】　将上面的十一味药材切碎，用九升水先煮麻黄，除去泡沫，加入其他药材煎煮，取三升药汁，去渣，分四次服用，每天两次。

石楠散

【功　效】　主治肉热极而导致的身体发痒，好像老鼠在身上爬行，口唇破损，皮肤色变，以及各种风病。

【配　方】　石楠（三十铢），薯蓣、芍药（一本作甘草）、天雄、桃花（一作桃仁）、甘菊花（各一两），黄芪、珍珠（各十八铢），山茱萸（一两十八铢），石膏（二两），升麻、萎蕤（各一两半）。

【制用法】　将上面的十二味药材切捣过筛制成散药，饭后用酒送服方寸匕的量，每天两次。

肉虚实第五

　　肉虚的人会坐不安席，身体好动；肉实的人会坐安不动，气喘。肉虚实反映在脾上。如果腑脏因肉生病，热病就会反映在脾脏上，寒病就会反映在胃腑上。

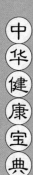

五加酒

【功　效】　主治肉虚，坐卧不安，好动等。

【配　方】　五加皮、枸杞皮（各二升），干地黄、丹参（各八两），石膏（一方作石床）、杜仲（各一斤），干姜（四两），附子（三两）。

【制用法】　将上面的八味药材切碎，用二斗清酒浸泡三宿，一次服用七合，每天两次。

半夏汤

【功　效】　主治肉实，坐安不动，动则喘气，主脾病等。

【配　方】　半夏、宿姜（各八两），杏仁（五两），细辛、橘皮（各四两），麻黄（一两），石膏（七两），射干（二两）。

【制用法】　将上面的八味药材切碎，用九升水煎煮，取三升药汁，分三次服用。

秘涩第六

有的人在流行病痊愈后，患上了便秘，以致差点儿丧命。为了提醒人们不可大意，我在这里详细叙述一下，这种病虽然不是必死的病，但仍有人束手待毙，实在可惜。单方和复方，都可以用来预防仓促生病。凡是便秘的，都可以用滑腻的东西以及冷水来疏通。只要出现面黄，就可以得知大便困难。

跌阳脉浮，脉浮是胃气强，涩是小便多，浮涩两种脉气相搏，大便就会坚燥，也就是脾约病。

麻子仁丸

【功　效】　主治脾约，大便坚硬，小便利而不渴等。

【配　方】　麻子仁（二升），枳实、芍药（各八两），杏仁（一升），大黄（一斤），厚朴（一尺）。

【制用法】　将上面的六味药材研为细末，用蜜调和制成梧桐子大小的药丸，用汤液送服五丸，每天三次，逐渐增加到十丸。

三黄汤

【功　效】　主治下焦热结，大便困难等。

【配　方】　大黄（三两），黄芩（二两），甘草（一两），栀子（十四枚）。

【制用法】　将上面的四味药材切碎，用五升水煎煮，取一升八合药汁，分三次服用。如果便秘，加二两芒硝。

练中丸

【功　效】　主治宿食不消，大便困难。

【配　方】　大黄（八两），葶苈、杏仁、芒硝（各四两）。

【制用法】　将上面的四味药材研为细末，用蜜调和制成梧桐子大小的药丸，饭后服用七丸，每天两次，逐渐增加。

千金方白话解读

热痢第七

　　我此生患过两次热痢，一次冷痢，都是每天要上百十遍厕所，甚至都快要把床移到厕所旁边，真是苦不堪言，所受的痛苦竟达到这种地步。不过只要是经我用心治疗的患者，都痊愈了，所以知道这种病是天下最容易治疗的。但是那些心骄气傲、放纵任性的人，他们觉得良药苦口，不能克制自己，而无法促使自己尽早地服药，只盼着疾病自愈，以致错过治疗的最佳时期，导致病情一天比一天严重，于是胃气渐渐衰弱，心力俱微，无法饮食、服药，时间长了，当然不会康复。于是有些人就说痢病难治，其实都是自己耽误自己。

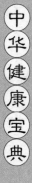
　　如果想要治病救人，就必须懂得这个道理。其实这种病只要服用适当的药物都可以痊愈，不过需要患者用意志力来克服自己服药的困难，如果以痊愈为目标，没有不能康复的。另外，患者还需要忌口，病情严重的痊愈一百天后仍需要忌口，病情稍轻的也要忌口一个月。所以我常常可怜那些不能节制以致最后丢了性命的患者，因此在这里议论一番，来表达我的感慨。古今治疗痢病的处方有很多，不可能全都记载在这里，我只选择其中最有疗效的药方。虽然我把它们记载在这里，能不能完全发挥它们的功效，则全在后世了。为什么这么说呢？在突然患了下利的时候，服用陟厘丸、乌梅丸、松皮散等药，都可以治愈。像温脾汤、健脾丸等处方（在下冷痢篇中），在长时间下利的情况下使用它们，病情哪有不好转的？痢大概有四种，分别是冷痢、热痢、疳痢、蛊痢。冷痢下白，热痢下红，疳痢就是红白相杂，控制不住，而且嗜睡、眼涩，蛊痢则下瘀血。如果是热痢就多加黄连，去掉其中的干姜。如果是冷痢就加热药。如果是疳痢就用药吹灌肛门。如果是蛊痢就用蛊法来治疗。药物完全对应症状，只要患者自觉服用，没有不痊愈的。

　　凡是服用止痢药的，刚开始都会使病情加剧，只是有些人不懂得这个道理，就选择停止服药，这样做是错误的。只要对症下药，即使病情加剧也应坚持服用，两三服后，就会渐渐好转。如果不能对症下药，就不能服用。凡是痢病，一定要忌生食、冷食、醋、滑食、猪、鸡、鱼、油、乳、酪、酥、干肉、酱、粉、咸食，所以各种食物都需要煮熟、煮烂才好。患

174

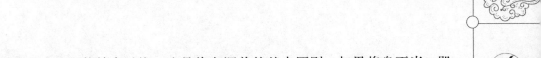

痢病的人也不能饮食过饱，这是将息调养的基本原则。如果将息不当，即使是神医也救不了。

下利，脉象滑而数的，是因为有宿食，应当用泻下法治疗。

下利，脉象迟而滑的是实证。如果下利还没有停止，应当赶紧催下。

下利，脉象反滑的，是因为腹中有排泄物，泻下后就会痊愈。

下利，不想饮食的，是因为有宿食，应当用泻下法治疗。

下利而腹满疼痛，是寒实证，应当用泻下法治疗。

下利而胡言乱语的，是因为腹内有燥屎，应当用泻下法治疗。

下利而腹中坚硬的，应当用泻下法治疗。

下利，三部脉象都平（一作浮），按其心下感觉坚实的，应当赶紧用泻下法治疗。

下利已经痊愈，一年后再次复发的，是没有全部下泻，应当继续用泻下法治疗，就会痊愈。

因风寒而患下利的，不可用泻下法治疗。下泻之后，心下疼痛，脉象迟或浮，这是寒证，只能用温法治疗。脉象沉紧的，下泻后也是如此。脉象大、浮、弦的，下泻后就会痊愈。

下利，脉象浮大的是虚证，是强制性下泻导致的。如果脉象浮、革，并因此肠鸣，应当用温法。

下利，脉象迟紧感到疼痛，且不见好转的，应当用温法。如果觉得冷，就会使肠满而有肠垢。

下利，身躯疼痛的，应当赶紧救治，使用各种温类药物，可以给患者服用理中汤、四逆汤、附子汤等。

下利引起肛门疼痛的，应当温暖它。

下利而腹部胀满，身体疼痛的，应先温其里，再攻其表。

下利清谷，不可攻其表，否则汗排出后一定胀满。

下利而气胀的，应当使小便顺畅。

下利，脉象反而浮数的，尺部中自涩，患者一定会泻痢脓血。

下利，脉象数而口渴的，病症会自愈。如果没有痊愈，一定会泻痢脓血，这是因为热。

下利，脉象沉弦的，下体沉重；脉象大的，说明下利还没有停止；脉象微、弱、数的，说明下利会自然停止，即使发热也不会死亡。

下利，脉象沉而迟的，患者面色缺少红色，身体微热，下利清谷，必

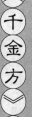

175

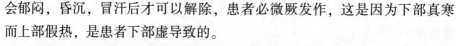

会郁闷，昏沉，冒汗后才可以解除，患者必微厥发作，这是因为下部真寒而上部假热，是患者下部虚导致的。

下利，有微热而口渴的，脉象弱，症状自会消除。

下利，脉象数而有微热的，出汗者自会痊愈。如果脉象紧，表明病邪没有解除。

下利，脉象反弦，发热，身体出汗的，自会痊愈。

下利，脉象大、浮、弦的，下利将会停止。

下利，舌黄、干燥而不口渴，胸中实，下利不止的，会死亡。

下利后脉象绝，手足厥冷，如果一周后脉象回还，手足温暖的能够回生，而脉不回、手足不温暖的将会死去。

下利，手足厥冷没有脉象的，用灸法而不用温法来治疗。如果脉象不恢复，反而微有气喘的人将会死去。少阴经脉象弱于趺阳脉的为正常。

六腑之气挡于外的，会手足寒冷，气逆脚缩。五脏之气封绝于内的，自己无法控制下利。下利严重的，手足麻痹，不能动弹。仔细地辨别脉象与症状的情况来判断病症，治疗时才能万无一失。对待下利的病，总的原则就是这样。

《素问》说：春天如果被风邪所伤，到了夏天就会出脓血。凡是下利，多数情况是有积滞才出现的。如果夏天被风邪所伤，秋天就会发生洞泻，秋天常常下的是水，且怕冷。对于忽冷忽热以及水谷实而下利的，可用大黄汤泻下，身体强壮的也不要超过两剂，要斟酌观察五六天后再服一剂。如果补涩汤不见效，两三天后可再服一剂。

苦参橘皮丸

【功　效】　主治热毒痢。

【配　方】　苦参、橘皮、黄连、黄柏、鬼臼（一作鬼箭羽）、蓝青、独活、阿胶、甘草（各等分）。

【制用法】　将上面的九味药材研为细末，用蜜和烊化的阿胶调和，制成如梧桐子大小的药丸，每次用汤液送服十丸，每天三次，逐渐增加。

龙骨丸

【功　效】　主治下血痢，腹痛等。

【配　方】　龙骨、龙胆、羚羊角、当归、附子、干姜、黄连（各三十铢），
　　　　　　赤石脂、矾石（各一两半），犀角、甘草、熟艾（各十八铢）。

【制用法】　将上面的十二味药材研为细末，用蜜调和成小豆大小的药丸，
　　　　　　饭前服用十五丸，每天三次，可逐渐增加至二十丸。

黄连汤

【功　效】　主治赤白痢。

【配　方】　黄连、黄柏、干姜、石榴皮、阿胶（各三两），当归（二两），
　　　　　　甘草（一两）。

【制用法】　将上面的七味药材切碎，用七升水煎煮，取三升药汁，分三
　　　　　　次服用。

圣汤

【功　效】　主治赤白痢，大孔虫生等。

【配　方】　鼠尾草（二两），豉（一升），栀子仁、生姜（各六两），桃
　　　　　　皮（一握）。

【制用法】　将上面的五味药材切碎，用七升水煎煮，取二升半药汁，分
　　　　　　三次服用。

冷痢第八

　　以前治疗家境富裕的下利患者，用健脾丸效果甚佳。如今治疗久积的
冷痢，先让病人服用温脾汤下泻，然后用健脾丸来滋补，一般没有不奏效
的。贫穷的人家买不起贵重的药，所以患病了也无法调息。

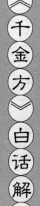

温脾汤

【功　效】　主治长期患冷热赤白痢。

【配　方】　大黄、桂心（各三两），附子、干姜、人参（各一两）。

【制用法】　将上面的五味药材切碎，用七升水煎煮，取二升半药汁，分三次服用。

健脾丸

【功　效】　主治脾胃冷，虚劳瘦弱，身体沉重，饮食不消化，腹中如雷鸣作响，泻痢不止。

【配　方】　钟乳粉（三两），赤石脂、好曲、大麦蘖、当归、黄连、人参、细辛、龙骨、干姜、茯苓、石斛、桂心（各二两），附子（一两），蜀椒（六两）。

【制用法】　将上面的十五味药材研为细末，用白蜜制成梧桐子大小的药丸，用酒送服十丸，每天三次，慢慢增加至三十丸。弱者用汤水送服，此方男女通用。

厚朴汤

【功　效】　主治久痢不止。

【配　方】　厚朴、干姜、阿胶（各二两），黄连（五两），艾叶、石榴皮（各三两）。

【制用法】　将上面的六味药材切碎，用七升水煎煮，取二升药汁，分两次服用。

四续丸

【功　效】　主治三十年注痢导致的形体消瘦，面色萎黄等。

【配　方】　云实（五合，熬令香），龙骨（三两），附子、女萎（各二两），白术（二两半）。

【制用法】 将上面的五味药材研为细末，用蜡煎熬熔化，制成梧桐子大小的药丸，每次服五丸，每天三次。

椒艾丸

【功　效】 主治久痢，所食之物无法消化，面色或青或黄，四肢沉重，骨肉消瘦，两足逆冷，腹中生热等。

【配　方】 蜀椒（三百粒），乌梅（一百枚），熟艾（一升），干姜（三两），赤石脂（二两）。

【制用法】 上面的五味药材先取蜀椒、干姜、熟艾切捣过筛制成散药，将乌梅置于一斗米下蒸至饭熟，去掉核，加入干姜、蜀椒末，一起捣三千杵，用蜜调和制成梧桐子大小的药丸。每次服十丸，每天服用三次，如果没有效果，可增加至二十丸，加黄连一升。

曲蘖丸

【功　效】 主治数十年下利不止。

【配　方】 大麦蘖、好曲（各一升），附子、当归、桂心（各二两），蜀椒（一两），吴茱萸、干姜、黄连、乌梅肉（各四两）。

【制用法】 将上面的十味药材研为细末，用蜜调和制成如梧桐子大小的药丸，饭后服用二十丸，每天服用三次。

乌梅丸

【功　效】 主治久痢。

【配　方】 乌梅肉、黄连、干姜、吴茱萸（各四两），桂心（二两），当归（三两），蜀椒（一两半）。

【制用法】 将上面的七味药材研为细末，用蜜调和制成如梧桐子大小的药丸，饭后服用十丸，每天三次。

千金方 白话解读

七味散

【功　效】　主治痢下长期不愈。

【配　方】　黄连（八分），龙骨、赤石脂、厚朴、乌梅肉（各二分），阿胶（三分），甘草（一分）。

【制用法】　将上面的七味药材切捣过筛制成散药，每次用浆水送服二方寸匕的量，每天两次，小孩服用一钱匕的量。

断痢汤

【功　效】　主治胸心下伏水。

【配　方】　半夏（一升），生姜（五两），茯苓、甘草、龙骨（各二两），附子（一两），人参、黄连（各三两），大枣（十二枚）。

【制用法】　将上面的九味药材切碎，用八升水煎煮，取三升药汁，分三次服用。

泻心汤

【功　效】　主治突然大下痢热，口唇干燥，干呕等。

【配　方】　人参、甘草、黄芩、栝楼根、橘皮（各一两），黄连（二两），半夏（三两），干姜（一两半）。

【制用法】　将上面的八味药材切碎，用六升水煎煮，取二升药汁，分三次服用。

《千金方》白话解读

胃腑方卷

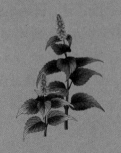

胃腑脉论第一

胃腑，受脾主管。口唇是其外在的表现。脾合气于胃。胃受纳水与谷，号称仓库守内啬吏，重二斤十四两。迂曲屈伸，长二尺六寸，宽为一尺五寸，直径为五寸，可以容纳水谷三斗五升。其中随时留有谷二斗、水一斗五升。如果颈部胀大，脸颊胀大，胸部突张，就是五谷充满于胃，就会从上焦向上泄气，泄出五谷的精微之气，这种气剽悍滑疾。同时下焦下溉，泄到小肠，如此，肠胃所接受的水谷之气就被泄尽了。健康的人不会这样，胃充实的时候肠就会空虚，肠充实的时候胃就会空虚。胃与肠交替充盈与空虚，气才能上下运行，五脏才会安定，血脉就会流畅，精神就能聚集在人的身上，所以，神就是水谷的精气。五脏不足，可以通过胃进行调和，所以在肠胃之中，应该保留谷二斗四升、水一斗一升，因为人一天要上两次厕所，每次排泄二升半，一天之内就要排泄五升，七天，就是三斗五升，所以保留在肠胃中的水与谷就这样排泄完了。因此，人不吃不喝，七天就会死，是因为水谷精气与津液七天就已消耗完了。

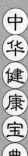

右手关上脉象阳绝的，说明没有胃脉，会出现吞酸，头痛，胃冷等症状。可以针刺足太阴脾经上的位于足大趾本节后一寸的公孙穴。

右手关上脉象阳实，是胃实的症状，会出现肠中急促，不想饮食，饮食不能消化等症状。可以针刺足阳明胃经上的位于足上动脉处的冲阳穴。

右手关上脉象浮而芤时，脉象浮就是有阳邪，脉象芤就是有阴邪。阳邪与阴邪互相抗争，会使胃气生热，能使阳绝于里。

趺阳脉浮大的，是胃微有虚烦。每天必定排泄两次，稍微运动就会引起头痛，热气上涌头顶，这是胃气。

胃脉搏坚而长，患者面色发红，是患有股部痛得如同折断一样的疾病。胃脉软而散，是患有胸膈闷痛、饮食不下的食痹髀病。病开始在胃发作，会出现胀满的现象，五日就会传到肾，引起小腹腰脊疼痛，脚胫发酸。三日后就会传到膀胱，引起腰背疼痛，小便闭塞。五日后就传到心和脾，导致心痛闭塞不通畅，身体疼痛、沉重。《灵枢》说：三天不停止转变的，就会死亡，冬夜半后就会死，夏日日落后就会死。

如果患了胃病，就会出现腹部胀满，胃脘当心而痛的症状。胃气上逆，会出现两胁膈咽不通，饮食不下的症状，应当诊治三里穴。

如果饮食不下，胸膈堵塞不通，是有邪气在胃脘的缘故。病邪在胃腑上部时，就用针刺的方法来进行抑制，而在胃腑下部时就用消散的方法来祛除它。

胃胀的患者会腹满，胃腑疼痛，可闻到焦臭味，妨碍饮食，大便困难。

胃疟会使人患内热病，容易饥饿而不能饮食，饮食后就会腹部胀满，可以针刺足阳明胃经和足太阴脾经横脉，使其出血。

胃中有癖块的患者，不适合吃冷食。脾先患病就会转移到胃，脾患病会咳嗽不停，严重的会呕吐长虫。

厥气入侵胃，会梦见饮食。

如何根据胃的络脉诊断病情呢？回答：胃脉实就是胃胀满，胃脉虚就是胃泄漏。胃与脾部肌肉隆起部相互对应，肌肉隆起部坚大的人，胃就厚。肌肉隆起部细小的，胃就薄。肌肉隆起部小而细的人，胃不坚实。肌肉隆起部与身体不相称的，胃的位置低。肌肉隆起部不坚实的，胃平缓。肌肉隆起部像小果核一样突起的，是胃急。肌肉隆起部像小果核一样相连的，是胃结，胃结的人会出现胃上脘收束不通畅的症状。

扁鹊说：足太阴脾经与足阳明胃经互为表里。如果脾胃病实，就会被热邪所伤，热邪会引起口渴。如果脾胃虚，就会被寒邪所伤，寒邪会引起时常饥饿和疼痛。还发作风水病，它的病根在胃，如果患者先从四肢肿起，腹部就会胀满，全身发肿。

胃气已经断绝的，五天就会死亡，怎么判断呢？如果舌头发肿，小便带血，大便洞泄带红就可以做出判断。

足阳明胃经从鼻翼两旁开始，交会于鼻梁中部，再向一旁交会于足太阳经，向下沿着鼻柱外侧进入上齿中，又出来环绕口两旁，环绕嘴唇，在须唇沟承浆穴处左右相交，折回来循颐后下侧，出于大迎穴，又沿颊车穴向上来到耳前，经过上关穴，沿着发际到前额。它的一条支脉从大迎穴向下来到人迎穴，沿着喉咙进入缺盆穴，向下穿过胸膈，属于胃部，联络脾脏。另一条直行的经脉，从缺盆向下经过乳房内侧，挟脐两侧，到气街腹股沟动脉部位，就是气冲。

它的又一条支脉从胃的下口出发，就是幽门，经过腹部，向下到气街中与直行的经脉会合，再从这里向下经过髀关穴，抵达伏兔穴，向下经过膝盖进入髌骨中，向下沿着胫骨前外侧进入足背部，再进入足中趾内侧。另一条支脉从膝下三寸的地方分出，向下到中趾外侧。又一条支脉，从足

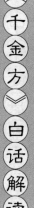

千金方 白话解读

背上进入大趾间，从足大趾末端出来。

足阳明胃经发生病变，容易使人发冷颤抖，面色发黑，哈欠连连。发病时厌恶人与火，听到嘈杂的声音会惊恐烦躁，如果病重就会到高处去唱歌，脱了衣服到处跑，并伴有腹胀，这就是足阳明经经气逆乱的症状。胃生病会影响血，产生病变：狂疟，温热过度就会出汗，鼻孔流血，口歪，唇紧，颈肿，喉痹，腹部水肿，膝髌肿痛，胸乳部、气街、股、伏兔、足胫外侧、足背都痛，足中趾不能屈伸。足阳明经经气盛会导致身体前部发热，这是胃气有余的表现，常出现易消化谷物而易饥饿，尿色发黄的症状；足阳明经经气不充足会导致身体前部寒栗，出现胃寒胀满的症状。人迎脉比寸口脉大三倍的是实证，人迎脉小于寸口脉的是虚证。

胃虚实第二

胃实热

右手关上脉象阳实，是足阳明经阳实证。症状为头痛，不出汗如温疟证，口唇发干，经常呕哕，这就是胃实热。

泻胃热汤

【功　效】　主治胃实热导致的头痛、汗不出、呕吐等。

【配　方】　栀子仁、射干、升麻、茯苓（各二两），芍药（四两），白术（五两），赤蜜、生地黄汁（各一升）。

【制用法】　将上面的八味药材切碎，用七升水煎煮，取一升半药汁，去渣，加地黄汁煎煮两沸，放入蜜接着煎煮，取三升药汁，分三次服用，老人及小孩可根据病情酌情增减。

胃虚冷

右手关上脉象阳虚，是足阳明经阳虚证。症状为腿脚发冷，目痛，失眠，腹中疼痛，虚鸣，时寒时热，口唇发干，面目浮肿等，这就是胃虚冷。

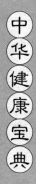

补胃汤

【功　效】　主治少气，口苦，身体没有光泽。

【配　方】　柏子仁、防风、细辛、桂心、橘皮（各二两），芎䓖、吴茱萸、人参（各三两），甘草（一两）。

【制用法】　将上面的九味药材切碎，用一斗水煎煮，取三升药汁，分三次服用。

人参散

【功　效】　主治胃虚寒，身体消瘦，全身骨节疼痛等。

【配　方】　人参、甘草、细辛（各六两），麦门冬、桂心、当归（各七分），干姜（二两），远志（一两），吴茱萸（二分），蜀椒（三分）。

【制用法】　将上面的十味药材切捣过筛制成散药，饭后用酒送服方寸匕的量。

喉咙论第三

　　喉咙是脾胃的交通要道，重十二两，长一尺二寸，宽二寸。其有十二层，正好对应十二时节。它是主通水谷的道路，神与气从这里上达头顶，下达全身。如果五脏生热，咽喉就会肿痛，使气堵塞不通，可用乌翣膏主治。

　　如果腑中生寒，咽喉则常常如异物阻塞，并导致发痒、发闷，流涎吐痰。如果是热证就用发散的方法；如果是寒证就用温通的方法；如果既不是热证又不是寒证，就根据五脏进行调理。

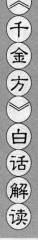

千金方·白话解读

反胃第四

　　反胃时寸口部脉象紧，尺部脉象涩，患者就会胸中胀满，不能饮食而呕吐，呕吐停止后，就会下泻，所以不能饮食。如果呕吐不止，就是胃反，所以尺部脉象微涩。

　　跌阳脉脉象浮而涩时，脉象浮就是虚证，脉象涩就会损伤脾，脾受到损伤就不会运转，早晨吃了东西而晚上吐出，晚上吃了东西而早晨吐出，胃里的食物不消化，这就是反胃。如果跌阳脉脉象紧而涩，那么这种病就不好治疗。

　　治胃虚反食，下喉便吐的处方：

　　人参（一两），泽泻、甘草、桂心（各二两），橘皮、干姜（各三两），茯苓（四两），青竹茹（五两），大黄（六两）。

　　将上面的九味药材切碎，用八升水煎煮，取三升药汁，一次服七合，白天三次，晚上一次。如果患者已经通利，可以去掉大黄。

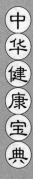

大半夏汤

【功　效】　主治反胃，胃不能食，吃后立即呕吐。

【配　方】　半夏（三升），白术、白蜜（各一升），人参（二两），生姜（三两）。

【制用法】　将上面的五味药材切碎，用五升水与白蜜煎煮，取一升半药汁，分三次服用。

治中散

【功　效】　主治饭后吐酸水。胃冷的患者服下立即见效。

【配　方】　干姜、食茱萸（各二两）。

【制用法】　将上面的两味药材切捣过筛制成散药，用酒送服方寸匕的量，每天两次。

呕吐哕逆第五

　　患有呕吐病的人，脉的形状好像刚起床时的样子，如果阳脉紧阴脉数，患者吃完饭就会呕吐。如果阳脉浮而数，患者也会呕吐。寸口部脉象紧而芤，脉象紧就是寒证，脉象芤就是虚证，寒虚相搏，脉象因此变得阴结而迟，患者就会噎气。趺阳脉微而涩的，脉微就会下利，脉涩就会呕吐，吃不下食物。趺阳脉浮的，胃气就会虚弱，寒气在上，忧气在下，二气相争，只出不入，患者就会呕吐不能饮食，等到胃中宽缓后就会痊愈。如果呕吐而脉弱，小便通畅，身体有微热，就很难治了。

　　凡是服用汤药，因为打嗝无法入腹的，可先加三两甘草、三升水煎煮，取二升药汁，服下后就会吐，如果服药后不吐就更好。等症状缓和后，服下其余的汤药，这样汤药就可以顺利地流通全身。凡是呕吐的人可以多吃生姜，生姜是治疗呕吐的良药。

半夏汤

【功　　效】　主治逆气，心中烦闷，气满呕吐等。

【配　　方】　半夏（一升），生姜（一斤），茯苓、桂心（各五两）。

【制用法】　将上面的四味药材切碎，用八升水煎煮，取二升半药汁，分三次服用。如果病人有少气的症状，加二两甘草。

前胡汤

【功　　效】　主治恶寒发热，呕逆少气，心下结聚，不能饮食，消渴等。

【配　　方】　前胡、生姜、朴硝、大黄（别浸）、甘草（各二两），茯苓、半夏、麦门冬、当归、芍药、滑石、石膏、栝楼根、黄芩、附子、人参（各一两）。

【制用法】　将上面的十六味药材切碎，用一斗二升水煎煮，取六升药汁，分四次服用。

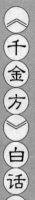

千金方 白话解读

小麦汤

【功　效】　主治呕吐不止。

【配　方】　小麦（一升），人参、厚朴（各四两），甘草（一两），青竹茹（二两半），茯苓（三两），生姜汁（三合）。

【制用法】　将上面的前六味药材切碎，与生姜汁一起用八升水煎煮，取三升药汁，去渣，分三次服用。

猪苓散

【功　效】　主治膈上寒，呕吐等。

【配　方】　猪苓、茯苓、白术（各三两）。

【制用法】　将上面的三味药材切捣过筛，每次用汤水送服方寸匕的量，每天三次。如果患者口渴，可多饮水。

犀角人参饮子

【功　效】　主治呕逆，胃气虚弱，邪风热，不能饮食等。

【配　方】　犀角、人参（各三两），薤白（五两），粟米（一合）。

【制用法】　将上面的四味药材切碎，用四升半水煎煮前三味，取一升七合药汁，下米煮到米熟，分四次服用。

橘皮汤

【功　效】　主治干呕，手足厥冷等。

【配　方】　橘皮（四两），生姜（半斤）。

【制用法】　将上面的两味药材切碎，用七升水煎煮，取三升药汁，分三次服用，如果呕吐不停，可加大药量。

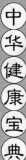

噎塞第六

五噎丸

【功　效】　主治五种气噎。

【配　方】　人参、半夏、桂心、防风（一作防葵）、小草、附子、细辛、甘草（各二两），紫菀、干姜、食茱萸、芍药、乌头（各六分），枳实（一两）。

【制用法】　将上面的十四味药材研为细末，用蜜调和制成梧桐子大小的药丸，每次用酒送服五丸，每天三次。如果没有效果，可增加至十五丸。乌头与半夏药性相反，可去掉一味再制药。

竹皮汤

【功　效】　主治噎气不能出声等。

【配　方】　竹皮（一方用竹叶）、细辛（各二两），甘草、生姜、通草、人参、茯苓、桂心、麻黄、五味子（各一两）。

【制用法】　将上面的十味药材切碎，用一斗水煎煮竹皮，减去二升药汁，去掉竹皮加入其他药物煎煮，取三升药汁，分三次服用。

干姜汤

【功　效】　主治饮食噎气。

【配　方】　干姜、石膏（各四两），人参、栝楼根（《集验》作桔梗）、桂心（各二两），甘草（一两），半夏、小麦（各一升），吴茱萸（二升），赤小豆（三十粒）。

【制用法】　将上面的十味药材切碎，用五升酒、一斗水煎煮，加大枣二

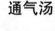

十枚，去渣，加入其他药物煎煮，取三升药汁，分三次服用。

通气汤

【功　效】　主治胸满气噎。

【配　方】　半夏（八两），生姜（六两），桂心（三两），大枣（三十枚）。

【制用法】　将上面的四味药材切碎，用八升水煎煮，取三升药汁，分五次服用，白天三次，晚上两次。

胀满第七

患有腹胀的病，按起来不痛的，是虚证；按起来痛的，是实证。如果腹中胀满不能减轻，即使减轻了也不舒服，应当采用泻下法。如果舌头泛黄没有下利的，下利后黄色自会减去。腹胀减弱后，又会像原来一样胀，这就是寒证，应当用温药。如果腹胀，口苦而且干燥，是腹间有水，这是饮。跗阳脉脉象微而弦，应当是腹中胀满，如果不胀满的，必定下部闭塞，大便困难，两腋下疼痛，这就是虚寒，气从下向上，用温药服下就会痊愈。腹中胀满转为疼痛，且移向小腹，这是要下利。（另一种说法：腹中疼痛，如果转为气向下移向小腹，这样就会自己下利）

温胃汤

【功　效】　主治胃气不平，咳嗽，不能饮食等。

【配　方】　附子、当归、厚朴、人参、橘皮、芍药、甘草（各一两），干姜（五分），蜀椒（三合）。

【制用法】　将上面的九味药材切碎，用九升水煎煮，取三升药汁，分三次服用。

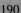

大半夏汤

【功　效】　主治胃中虚冷，腹部满塞，下气等。

【配　方】　半夏（一升），大枣（二十枚），甘草、附子、当归、人参、厚朴、茯苓、枳实（各二两），桂心（五两），生姜（八两），蜀椒（二百粒）。

【制用法】　将上面的十二味药材切碎，用一斗水煎煮，取三升药汁，分三次服用。

附子粳米汤

【功　效】　主治腹中有寒气，胀满，肠鸣切痛，胸胁逆满，呕吐等。

【配　方】　附子（一枚），半夏、粳米（各半升），甘草（一两），大枣（十枚）。

【制用法】　将上面的五味药材切碎，用八升水煎煮至米熟，去渣，一次服用一升，每天三次。

吴茱萸汤

【功　效】　主治体内久寒，胸胁逆满，不能食。

【配　方】　吴茱萸、半夏、小麦（各一升），甘草、人参、桂心（各一两），生姜（八两），大枣（二十枚）。

【制用法】　将上面的八味药材切碎，用五升酒、三升水煎煮，取三升药汁，分三次服用。

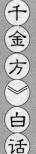

千金方·白话解读

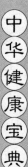

痼冷积热第八

如果患者中了寒邪，就会打哈欠，流鼻涕，发热，面色和缓的容易打喷嚏。看病时，主要看患者的气色，如果患者口燥，流清涕，爱打喷嚏和哈欠，这样的患者就是中了寒邪，患者下利，这是里虚导致的。想打喷嚏打不出来，这种人是腹中疼痛。凡是中了寒邪的人，脉象都沉而弦，如果脉象双弦，是寒证。弦脉的形状像张弓弦，按起来没有移动，脉数弦的人，应当采用泻下积寒的方法。脉双弦而迟的人，心下坚实。

脉大而紧的人，是阳气中有阴邪，可以泻下。右手寸口脉象弦者，会胁下拘急而疼痛，患者感到寒冷而且怕寒。老师说：脉迟的就是寒，脉涩的就是无血，寸口脉微弱，尺中脉紧而涩，脉紧就是寒，脉微就是虚，脉涩就是血气不足，所以直到发汗之后再泻下。

露宿丸

【功　效】　主治伤寒，寒气入心，呕逆，饮食不消化等。

【配　方】　礜石、桂心、附子、乌头（各四两）。

【制用法】　将上面的四味药材研为细末，用蜜调和制成胡豆大小的药丸，用酒送服三丸，每天三次，逐渐增加至十丸。药性寒冷，忌热食、近火，宜冷食饮。

赤丸

【功　效】　主治寒气厥逆。

【配　方】　茯苓、桂心（各四两），细辛（一两），乌头、附子（各二两），射罔（如大枣一枚）。

【制用法】　将上面的六味药材研为细末，加入珍珠上色，用蜜调和制成麻子大小的药丸，空腹，用酒送服一丸，白天一次，晚上一次。如果没有效果，可增加至两丸，以自己感知为准。

半夏汤

【功　效】　主治胸满胀气，心腹发冷等。
【配　方】　半夏（一升），桂心（四两），生姜（八两）。
【制用法】　将上面的三味药材切碎，用七升水煎煮，取二升药汁，一次服用七合，每天三次。

生姜汤

【功　效】　有温中下气的功效。
【配　方】　生姜（一斤），甘草（三两），桂心（四两）。
【制用法】　将上面的三味药材切碎，用六升水煎煮，取一升半药汁，一次服用五合，每天三次。

甘草汤

【功　效】　主治瘦弱，惊恐等。
【配　方】　甘草、五味子、生姜（各二两），人参（一两），吴茱萸（一升）。
【制用法】　将上面的五味药材切碎，用四升水煎煮吴茱萸，去渣，加入其他四味药煎煮，取一升六合药汁，分两次服用。

茱萸硝石汤

【功　效】　主治不能饮食，久寒等。
【配　方】　吴茱萸（八合），硝石（一升），生姜（一斤）。
【制用法】　将上面的三味药用一斗酒兑水成二斗，煮药，取四升药汁，服用二升后，症状自然消除，病好后不必再服。

半夏汤

【功　效】　主治胸中客热，心中烦闷，大小便困难等。

【配　方】　半夏（一升），生姜（八两），前胡（四两），茯苓、白术（各五两），杏仁、枳实（各三两），人参、黄芩（各二两），甘草（一两）。

【制用法】　将上面的十味药材切碎，用九升水煎煮，取三升药汁，分三次服用。如果胸中大热，沉冷后服下。如果大小便涩滞，可加三两大黄。

承气汤

【功　效】　主治胸中气结，胃脘生热，饮食呕逆，口渴等。

【配　方】　前胡、枳实、桂心、大黄、寒水石、知母、甘草（各一两），硝石、栝楼根、石膏（各二两）。

【制用法】　将上面的十味药材切碎，用一斗水煎煮，取三升药汁，分三次服用。

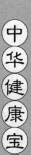

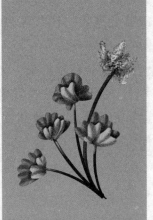

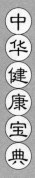

肺脏脉论第一

　　肺主管魄，魄是所有物质的精华，号称上将军，在上部运行，所以肺是五脏的华盖。与精气一起出入的是魄，魄是藏在肺里面的。鼻是肺部的外在表现，肺气与鼻子互通，通过鼻子就可以闻到香臭味。肺气在紫宫运行，上出于颊，下出于鼻，回到肺中，它的盛衰表现在毛发上，在外主气，在内主胸，与乳相当。左乳为庚，属阳金，右乳为辛，属阴金。肺重三斤三两，六叶加两耳，一共八叶。有十四个童子和七个女子日夜守护，肺神名鸟鸿，主藏魄，号称魄脏，随时节变化而变化。所以说：气藏于肺中，而魄又居于气中。在气表现为咳嗽，在液表现为涕。肺气虚就会短气，鼻息不通畅；肺气实就会气喘作声，胸满，经常仰首叹息。肺气虚弱就会梦见白物，以及人失血而死的模样，肺气与时季相对应就会梦见战争；肺气旺盛就会梦见恐惧哭泣。逆气侵入肺，就会梦见自己飞翔，见到金铁之器等奇物。

　　肺脏在五行上属金，与大肠合为腑，肺的经脉就是手太阴经，并与阳明经互为表里。肺的脉象是浮脉，肺气在夏季开始上升旺盛，并在秋季达到顶峰。秋季是万物终结的季节，树木枯黄，枝茎更显繁多，但是秋高气爽，秋气依存。此时的脉象是微浮的，因为卫气向下显迟的脉象，营气向上显数的脉象，所以叫作毛脉。如果阳气不能下降，阴气不能上升，邪气就会入侵。阳气被外邪入侵就会收敛，阴气被外邪所侵就会紧缩，阳气敛就会寒冷，阴气紧就会战栗，寒冷与战栗相逼迫，所以会发生疟疾。

　　虚弱的话就会发热，浮脉就会显示出来，如果早晨被邪气入侵就在早晨发病，如果傍晚被邪气入侵就在傍晚发病。脏腑有远近的差别，脉象有快慢的差别，气运行也有它的度数和规律。如果此时卫气应当内陷却反而在上，就会使人脸色苍白，营气应当上升却反而在下，就会伤害下焦。中焦有所恶就会表现出来，有所善就会藏伏在里面。阳气下陷，阴气就会温热，阳气反在下，阴气反而在顶巅，所以称作长而且留。

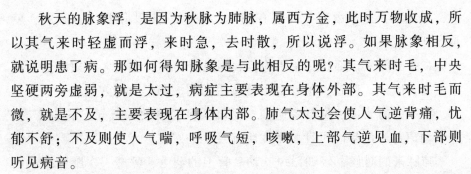

秋天的脉象浮，是因为秋脉为肺脉，属西方金，此时万物收成，所以其气来时轻虚而浮，来时急，去时散，所以说浮。如果脉象相反，就说明患了病。那如何得知脉象是与此相反的呢？其气来时毛，中央坚硬两旁虚弱，就是太过，病症主要表现在身体外部。其气来时毛而微，就是不及，主要表现在身体内部。肺气太过会使人气逆背痛，忧郁不舒；不及则使人气喘，呼吸气短，咳嗽，上部气逆见血，下部则听见病音。

肺脉来的时候，如微风吹动树叶而上下翻动，这就是平肺，秋天以胃气为本；肺脉来的时候，不上不下，如鸟的羽毛排列，这就说明患了肺病；肺脉来的时候，如羽毛飘在空中，这叫肺死症。

真肺脉来的时候，脉象大而虚，就像皮肤被羽毛击中一样，患者的面色白红没有光泽，毛发折损，这就是死症。秋天的肺脉有胃气而有微毛的，就是平脉，毛多胃气少就是患了肺病，只有毛没有胃气就是死症。毛而有弦的就是春天患的病，特别弦的就是秋天患的病。

因为气藏于肺中，魄又居于气中。如果喜乐无常就会损伤魄，魄受伤后就会使人发狂，发狂的患者面色惨白，毛发干枯，面色憔悴，在夏季就会死亡。

如果患者的手太阴经的脉气衰竭，毛发就会焦枯；手太阴经的脉气运行正常，毛发就会有光泽。气不能循环毛发就会焦枯，毛发焦枯就会失去津液，津液失去皮肤骨节就会受伤，皮肤骨节受伤指甲就会干枯，毛发就会折损，这说明气已经先死了；若在丙日病重就会在丁日死去，因为火克金，丙丁在五行上属火，而肺属金。

肺所藏的魄已衰竭时，真脏脉显现，浮取时脉象虚，按取时弱如葱叶，其下无根者是死症。

秋天属金，肺气旺盛，如果脉象微涩而短就是平脉。如果是大而缓的脉象，那就说明脾邪侵害肺脏，由于脾土是肺金之母，母归子位，是虚邪，即使有病也容易治疗。如果是沉濡而滑的脉象，那就说明肾邪在侵害肺脏，由于肾水为肺金之子，子袭母位，是实邪，即使有病也自会痊愈。如果是浮大而洪的脉象，那就说明心邪在侵害肺脏，由于心火是肺金之敌，火克金，这是贼邪，是大逆现象，一般无法救治。如果是弦细而长的脉象，那么说明肝邪在侵害肺脏，由于肝木压迫肺

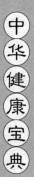

金，木克金，这是微邪，即使有病也会痊愈。如果肝邪侵害肺脏，就是虚证。

右手关前寸口部位脉象阴绝，表明没有肺脉，会使人气短咳逆，喉中堵塞，嗳气，呃逆。治疗时可针刺手阳明大肠经上的穴位。

右手关前寸口部位脉象阴实，是肺实证，会使人气短，胸中胀满，并牵动肩部，治疗时可针刺手太阴肺经上的穴位。

肺脉来的时候，轻如微风吹动鸟背上的羽毛，呼气一次肺脉搏动两次是平脉，搏动三次是患了离经病，搏动四次是脱精的症状，搏动五次为死症，搏动六次就会丧命，这是手太阴肺经中表现出来的症状。

肺脉非常急的就是患了癫病，微急的话就是患了肺寒热证，人会出现懈怠堕落，咳嗽唾血，引起腰、背、胸部疼痛，而且鼻中有息肉不通畅的症状；肺脉特别缓就会多汗，肺脉微缓就是患了痿漏风（一作偏风），会出现头部以下出汗不止的症状；肺脉特别大的就是胫肿，微大的是肺痹症，会引起胸、背、腰部疼痛；肺脉特别小的是飧泄症，肺脉微小的是消瘅症。肺脉特别滑的是息贲上气，微滑的是上下出血症；肺脉特别涩的是呕血症，微涩的是鼠瘘症，漏口在颈肢腋之间，表现为下肢无力，难以支撑上部体重，所以下肢就会觉得酸痛。

肺脉搏坚而长，是患有唾血的病；肺脉软而散的，是患有漏汗的病（一作灌汗），如果因阳虚而导致这种脉象，不能用发汗的方法来治疗。

肺脉来的时候，喘而浮，上虚下实，说明患者受惊后有积气在胸中。又喘又虚的病，就是肺痹寒热证，是醉后行房导致的。

黄帝问道：十二经脉中，只有手太阴肺经搏动不停，这是为什么呢（手太阴本在寸口中）？岐伯回答说：足阳明经是胃脉，胃是五脏六腑汇聚的地方（胃脉在足跗上，大趾间上行三寸的地方，骨解中就是胃之精气）。胃的精气向上注于肺部，为清气，肺气依照太阴经而运行，它的运行与呼吸保持一致，所以呼一次脉搏动两次，吸一次脉也搏动两次，人不停地呼吸，脉也就不停地搏动。

黄帝问道：为什么气口可以成为五脏之主？岐伯说道：胃是水谷之海，六腑胃居第一，五味入口之后，藏在胃中，用来滋养五脏的精气。气口，在手太阴肺经，脏腑的气味都从胃中出来，其盛衰都在气口中表现出来。气口属腑脏之主，就是平时所说的寸口。

扁鹊说：如果肺患病，鼻孔就会张开，如果肺实热就会喘逆，胸闷，叹息；如果肺的阳气旺盛就会梦见恐惧的场面；如果肺虚寒就会导致咳嗽，少气，下利；如果肺阴气过盛就会梦见涉水等。肺在声的方面属于哭，在变动的方面属于咳，在志的方面属于忧。过于忧伤就会伤肺，精与气共存于肺就会悲伤。

肺与秋相应，在五味上主秋，痞结胀满而咯血的患者，病体现在胸部，以及饮食不当而患病的，诊治时应针刺手太阴肺经的合穴，所以说过于损伤于五味的患者应当取刺合穴。

病先从肺部发作，会出现喘咳，三天后就会传到肝脏，出现胁痛支满的症状；一天就会传到脾脏，出现闭塞不通，身痛体重的症状；五天后就会传到胃腑，出现腹胀的症状。十天还不能治愈的，就会死亡。冬天被病邪入侵的，夏天病邪才会离去。

病在肺，下午五时三刻病情会有所缓解，到了中午就会加重，夜半的时候则会缓解。

如果患上肺病，应该是在南行时吃了马肉及獐肉，不然就是在夏季丙丁日患病的，适宜用红色的药来治疗。

凡是肺病的症状，一定会出现喘咳逆气，肩背疼痛，汗流不止，尻尾部、阴部、大腿、膝部、大腿骨、腓肠肌部、脚胫、足部等处疼痛。如果肺虚，就会出现少气，呼吸困难，耳聋，咽喉干燥等症状。要想治疗，应针刺手太阴肺经和足太阳膀胱经的外侧，厥阴经的内侧，刺（少阴）出血。

肺部脉象沉取为数象，浮取为喘象时，患者会恶寒发热，腹部胀满，肠中生热，小便呈红色，肩背疼痛，腰以上汗出，这是房事出汗被风邪入侵导致的。

肺部患了病，患者的面色发白，身体发寒，时常咳嗽，如果脉象微迟还可治愈，可以服用五味子大补肺汤、泻肺散。春天时可针刺少商穴，夏天时可针刺鱼际穴，都用泻法。夏季时可针刺太渊穴，秋天时可针刺经渠穴，冬天时可针刺尺泽穴，都用补法。也可以灸膻中穴一百壮，灸背部第三椎棘突下的肺俞穴二十五壮。

病邪在肺部时，患者会出现皮肤疼痛，发寒，气喘出汗，咳嗽剧烈时牵引肩背等症状。治疗时可针刺胸部外侧的中府穴、云门穴，以及背部第三椎棘突旁的肺俞穴，然后用手快速按压，等患者稍感舒畅后再行针刺，然后取刺任脉的天突穴，这样就可以散去肺中的邪气了。

身体寒冷的时候吃冷食会损伤肺，由于两种寒冷互相感应，因此身体内外受伤，会出现气逆而上行的症状。肺部受了损伤，患者过于劳累疲倦，就会咳嗽唾血，肺部脉象细、紧、浮、数的，也会吐血，这是急躁发怒导致的病，肺受伤后就会导致肺气闭塞。

肺被风邪侵害的患者，会出现口干舌燥，气喘，晕眩，身体沉重，昏厥的症状。肺被寒邪侵害的患者，会流浊涕。

肺脏有水滞留的患者，会出现身体肿胀，小便困难，大便溏泻的症状。

肺胀的患者，会虚而满，喘咳，眼睛状若脱出，而且脉象浮大。

如果跌阳脉脉象浮缓，少阳脉脉象微紧，病情轻的是血虚证，病情重的是微寒证，这就是鼠乳病。

如果肺部有积液，脉象就会浮而毛，脉形按之更弱，身体会出现胁下疼痛，气逆，腰背疼痛，气短，健忘，结肿块，皮肤寒冷等症状。这些症状秋天就会消除，夏天就会加剧，严重时皮肤会时时作痛，如有虫子爬行的感觉，更严重的有如针刺一样，而且时常发痒，面色发白。

肺中有积聚名叫息贲，在右胁下，有如倒扣的杯子，长时间不能痊愈，恶寒，气逆喘咳，肺痈发作，这是在春天甲乙日患的病。这是为什么呢？心患了病会传到肺，肺患了病应当传到肝，而春天恰好是肝旺盛的季节，肝旺盛就不会感受病邪，肺就会将病邪还给心，心不肯接受，病邪就会在肺部积聚，所以息贲是在春天患上的。

肺患了病身体就会发热，咳嗽短气，唾出脓血，脉象应当短涩，而现在脉象反而浮大；患者脸色应当是白色，而现在反显红色，火克金，是逆反的症状，十成会死而不能救治。

商音，是肺的声音。肺在声方面为哭，在音方面为磬，在志方面为乐，其经手太阴经。阳明经厥逆就会营卫不通，阴阳逆乱。阳气内击，阴气外伤，受到损伤会恶寒，恶寒会虚，虚就会被邪风入侵，呼吸时头部震颤，说话嘶哑，呼吸短促而疲惫，四肢软弱，面色发青，遗矢便溺，严重者无法救治。依照病理应当用麻黄续命汤主治。

说话喘急，气短，多口水，这是火克金的症状。阳击阴，阴气就会下沉，阳气就会上升，上升就会实，实就会发热，发热就会狂躁，狂躁就会双眼紧闭，说话声音恐怖，与常人说话不同，饮食没有规律，这是热伤肺，肺化为血，已经无法救治了。如果只是面红而鼻不倾斜，还可以救治。

肺脏患疟疾，病人会心中发寒，寒到极点会发热，发热时还会多一些惊恐，好像被怪物追赶，这种病可以用恒山汤来主治。如果患者本来声音洪亮，此时突然声音沙哑，说话吃力，与平常相反，有人招呼他，他也不愿答应，就算还没生病，坚持不久也会病倒。这其实是从声音方面来诊断肺病的，疾病的表里是一致的，由表及里地推断病因，并根据病因进行治疗，就不会出错了。

肺在五色中为白色，正常的肺是白色的，白色如猪膏的颜色是最好的。肺主管鼻，鼻是肺功能的外在延伸。金形的人，属于金音中的上商一类体质。这样的人皮肤发白，面部呈方形，头小，肩小，腹小，手足小，行动轻快，性情急躁，能耐受秋冬的寒凉，而不能耐受春夏的温热，在春夏季容易感邪生病，反映于手太阴肺经。此类人外形瘦削。一个人肩、胸部的厚与薄、端正与斜耸，肺脏都与之相应。正常的肺是白色的。肤色白、纹理细密的人肺脏小，肺脏小，邪气就不会停留，不会使人喘息。皮肤纹理粗疏的人肺脏大，大则虚，虚则寒，多饮，喘鸣，容易患胸痹、喉痹和逆气的病。两肩高耸、咽喉内陷的人，肺脏位置偏高，偏高则实，实则热，气机就会上逆，使人喘咳。两腋内敛、胁部外开的人，肺脏位置偏低，偏低就会逼迫膈肌和肺，容易使人出现胁下疼痛、鼻塞气壅、流鼻涕、生息肉的症状。

肩背部肌肉厚实的人，肺脏坚实，肺脏坚实之人不易咳逆上气。肩背部肌肉较薄的人，肺脏脆弱，肺脏脆弱容易被热邪所伤，会产生喘息、鼻衄的症状。胸背部肌肉匀称坚厚的人，肺脏端正，肺脏端正就不易被邪气所伤。肋骨偏斜而稀疏的人，肺脏偏斜不正，肺脏偏倾容易使人胸中偏痛，患鼻疾。

人的各脏腑在皮肤的分属部位处凹陷或突起的，一定有病发生。阳明大肠经是肺在皮肤的分属部位，肺脏之气在阳明大肠经中流通，外部也会呼应它。

沉浊为内，浮清为外。如果病邪从外入侵体内，其分部就会突起；如果病邪从内而出，其分部就会凹陷。病邪从外入侵体内的，应先治阳后治阴；病邪从内而出的，应先治阴后治阳。实的话就泻之，虚的话就补之；阳主管其外，阴主管其内。

凡是人的健康情况，五脏神色都会在身体外部显现出来。如果肺部先发生病变，鼻孔就会张开而焦枯；如果肺已经死了，鼻子就会呈青黑色，鼻孔紧闭，鼻梁塌陷。如果天中发际等分，而且墓色互相对应，人就无法医治。看患者面色的深浅，可以推敲患者的死期，远的不出一年，近的也不超过几时几月。问道：肺脏患病后已经稍有好转却突然死去的，这种情况该如何判断呢？回答：如果面颊上突然出现拇指大小的赤黑色痣，患者必会死亡。问道：肺脏患绝症，三天之内死亡的，又是怎样判断的呢？回答：口张不下，只有气出来而没有气进入，而且脸色发白，眼睛发青，这叫乱经。这是饮酒后被风邪入侵导致的，风邪进入肺经，胆气妄泄，眼睛就会发青，即使有神来救助，也不能获得重生。如果面黄、眼白如枯骨，一定会死。吉与凶的面色，从其分部可以得见，红白入鼻的人不出一年必定会生病。如果一年没有应验，三年之中，灾祸必定会来。

肺脉在季节上对应秋季，在五行上属金，在五色上对应白色，主管手太阴经脉。可在秋天灸刺五俞穴之经穴和输穴。秋天金气开始旺盛，肺将收敛，金将比火更旺盛，阳气渐渐收敛，阴气开始旺盛，湿气入侵人体，阴气未盛而无法深入，所以可针刺输穴来泻除其阴邪，取合穴来虚其阳邪，此时阳气开始衰弱，所以取合穴。其脉本在寸口之中，掌后两筋间二寸中，与在腋下的动脉相呼应。其脉根于太仓，太仓在脐上三寸，就是一夫。

手太阴肺经的筋起始于手的大拇指之端，沿指上行，聚集在鱼际部之后，经过寸口的外侧，沿臂内聚集在肘中，再上行于臑部内侧，进入腋下，出于缺盆，又聚集在肩髃前方，然后上行聚集在缺盆，再下行聚集在胸里，分散而贯穿贲门下部，与手厥阴经的筋相合后，下行直接抵达季胁。

肺的经脉就是手太阴经，起始于中焦腹部，向下缠绕大肠，再返回，沿着胃口向上经过膈肌，入肺部，接着从肺脏走出腋下，沿着上臂内侧下行，然后从手少阴经与手厥阴经的前面，下到肘内，顺着前臂的内侧，经掌后高骨的下缘，进入寸口，前行至鱼际，并沿着其边缘，出于拇指尖端。它的分支从腕后直达食指内廉，出于指端，合手阳明经互为表里。阳明经之本在肘骨中，它们共同汇聚于手太阴经。

手太阴经的支络名列缺，起于腋下分间，与太阴经直入掌中，散入鱼际，它的支脉走手阳明经。

如果肺生病，病实大肠就会发热，发热就会导致手掌发红突起，突起说明患了阳病，此时阳脉反逆，而且比寸口脉大三倍。发生病变后，患者会咳嗽、口渴、烦躁、气逆、胸胀，手臂内侧前缘作痛，掌心发热，手太阴经的脉气旺盛有余就会肩背痛风，汗出中风；手太阴经的脉气虚弱就会大肠寒冷，受寒就会打哈欠，小便遗数，小便数就是患了阴病，阴脉反而比寸口脉小一倍，患病就会肩背寒痛，气短不足难以供应呼吸，季胁空痛，小便变色，最终导致大小便失禁。

秋天的三个月，是肺、大肠患白气狸病的高发期，原因是病邪从太阳经入侵手太阴经，太阴经感受淫邪之气，经络就会堵塞，毛发紧绷，如果发汗泄气就会生邪，那么脏腑会被湿气所伤。一旦在秋天受到病害，如果腑虚就会被阴邪所伤，出现乍寒乍热，损伤肺气，暴嗽呕逆等症状。如果脏实就会被阳毒所伤，出现体热生斑，气喘，多饮等症状，所以叫白气狸病。

扁鹊说：针灸心与肺二俞穴，主治丹毒白狸病。应当据病理来治疗，调理阴阳，阴阳就会平衡，那么脏腑就不会患病了。

肺虚实第二

肺实热

右手寸口气口前脉象阴实，是手太阴肺经阴实证。症状为肺胀，汗出若露，上气喘逆，咽中塞如欲呕状，这就是肺实热。

治肺实热，胸闷叹气等，可用泄气除热处方：

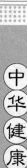

石膏（八两），白前、杏仁（各三两），白术、橘皮（各五两），枸杞根皮（切，二升），赤蜜（七合）。

将上面的七味药材切碎，用七升水煎煮，取二升药汁，去渣，加入赤蜜再煮三沸，分三次服用。

橘皮汤

【功　效】　主治肺热，咳嗽喘息等。

【配　方】　橘皮、麻黄（各三两），干紫苏、柴胡（各二两），杏仁、宿姜（各四两），石膏（八两）。

【制用法】　将上面的七味药材切碎，用九升水煎煮麻黄两沸，去掉泡沫，加入其他药煎煮，取三升药汁，去渣，分三次服用。如果没有痊愈，就再加两剂。

泻肺散

【功　效】　主治酒后劳倦，外出受风，面目黄肿，心下弦急，咳逆上气，心中烦闷，支满欲呕，不能饮食，胸痛引背等。

【配　方】　五味子、百部（各二两半），茯苓、附子、苁蓉、石斛、当归、远志、续断（各一两），细辛、甘草（各七分），防风、蜀椒、紫菀、桂心、干姜、款冬花（各一两半），桃仁（六十枚），杏仁（三十枚）。

【制用法】　将上面的十九味药材切捣过筛制成散药，用酒送服方寸匕的量，每天三次，可逐渐增加至二方寸匕的量。

肺与大肠俱实

右手寸口气口前脉象阴阳俱实，是手太阴肺经与手阳明大肠经俱实证。症状为头痛目眩，惊狂，喉痹痛，手臂麻木等，这就是肺与大肠俱实。

补肺汤

【功　效】　主治肺气不足，咳喘上气，不能饮食，吐沫唾血等。
【配　方】　苏子（一升），桑白皮（五两），半夏（六两），紫菀、人
　　　　　　参、甘草、五味子、杏仁（各二两），款冬花、射干（各
　　　　　　一两），麻黄、干姜、桂心（各三两），细辛（一两半）。
【制用法】　将上面的十四味药材切碎，用一斗二升水煎煮，取三升半
　　　　　　药汁，分五次服用，白天三次，晚上两次。

麻子汤

【功　效】　主治肺气不足，气短，咳唾脓血，不得卧床等。
【配　方】　麻子（一升），桑白皮、饧（各一斤），桂心、人参（各
　　　　　　二两），阿胶、紫菀（各一两），生姜（三两），干地黄
　　　　　　（四两）。
【制用法】　将上面的九味药材切碎，用一斗五升酒、一斗五升水一起
　　　　　　煎煮，取四升药汁，分五次服用。

肺与大肠俱虚

　　右手寸口气口前脉象阴阳俱虚，是手太阴肺经与阳明大肠经俱虚
证。症状为耳鸣嘈杂，时常看见虚幻的光，心中不乐甚至恐怖，这就
是肺与大肠俱虚。

小建中汤

【功　效】　主治肺与大肠虚损不足，虚寒乏力，小腹拘急，腰痛，体
　　　　　　弱多病等。
【配　方】　大枣（十二枚），生姜、桂心（各三两），甘草（二两），
　　　　　　芍药（六两）。

【制用法】　将上面的五味药材切碎，用八升水煎煮，取三升药汁，去
　　　　　　渣，加入八两糖，煮三沸，分三次服用。

肺劳第三

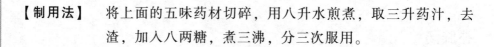

　　凡是肺劳病的患者，都可以通过补肾气来进行治疗，如果肾气旺
盛，旺气就会传到肺部。如果人违背秋气，肺气就不能收敛，肺上有
积热，容易导致气郁胀满。顺应时气才能健康，违背时气就会丧命；
顺应它就有条不紊，违背它就会混乱。如果不顺应而逆反，就是关格，
会生病。

麻黄引气汤

【功　效】　主治肺劳实证，气喘鼻张，面目苦肿等。
【配　方】　麻黄、杏仁、生姜、半夏（各五分），紫苏（四分），白
　　　　　　前、细辛、桂心（各三分），橘皮（二分），石膏（八
　　　　　　两），竹叶（切，一升）。
【制用法】　将上面的十一味药材切碎，用一斗水煎煮，取三升药汁，
　　　　　　去渣，分三次服用。

厚朴汤

【功　效】　主治肺劳，风邪虚冷，气喘，失眠，上气胸满等。
【配　方】　厚朴、麻黄、桂心、黄芩、石膏、大戟、橘皮（各二两），
　　　　　　枳实、甘草、秦艽、杏仁、茯苓（各三两），细辛（一
　　　　　　两），半夏（一升），生姜（十两），大枣（十五枚）。
【制用法】　将上面的十六味药材切碎，用一斗三升水煎煮，取四升药
　　　　　　汁，分五次服用。

气极第四

气极的病症,都受肺主管。肺与气相应,气与肺相合。又说:秋天,肺得病就会患皮痹,皮痹还没痊愈,又感受病邪,病邪就会入侵肺部,那么寒湿之气就侵入六腑了。如果肺有病会先在气上表现出来,气上就会冲胸,导致无缘无故地发怒。在秋天庚辛日被风邪之气所伤的就是肺风,肺风的症状是多汗。阴气受伤会导致发寒,发寒会引起虚证,虚证就会气逆咳嗽,咳嗽则气短,到了傍晚会更加严重。阴气到了,湿气就会产生,所以严重,阴气畏惧阳气,白天就会好转;阳气受伤就会热,热容易引起实证,实证会导致气喘,呼吸只到胸部就不再深入,严重的会唾血。阳病治疗阴,阴为阳之里;阴病治疗阳,阳为阴之表,所以阴阳互为表里,是机体衰旺的根本,所以知道通过阳气调理阴气,通过阴气来调理阳气,阳气实就用泻下的方法,阴气虚就用引导的方法。善于医治的人,病邪刚刚入侵皮毛、肌肤、筋脉时,就及时治疗,如果入侵到五脏六腑,治疗起来就困难了。

扁鹊说:气快断绝到了无法医治的地步,气喘而冷汗出,两天就会死。气与手太阴经相应,太阴气绝就会导致毛发枯折,这是气先死的症状。

大前胡汤

【功　　效】　主治气极,喘息,心腹胀满疼痛,呕吐,烦躁不安等。

【配　　方】　前胡(八两),半夏、麻黄、芍药(各四两),生姜(五两),黄芩(三两),枳实(四枚),大枣(十二枚)。

【制用法】　将上面的八味药材切碎,用九升水煎煮,取三升药汁,去渣,分三次温服。

竹叶汤

【功　效】　主治气极，气喘，气短，严重时唾血，不想饮食，口干舌燥等。

【配　方】　竹叶（二升），麦门冬、小麦、生地黄（各一升），生姜、石膏（各六两），麻黄（三两），甘草（一两），大枣（十枚）。

【制用法】　将上面的九味药材切碎，用一斗水煎煮，取三升药汁，去渣，分三次服用。

积气第五

　　七气分别是寒气、热气、忧气、恚气、怒气、喜气、愁气。气体聚集，坚硬如水杯一样，就会导致心腹疼痛，饮食困难，时来时去，每次发病疼痛不已，像有妖怪作祟一般，这都是七气导致的。寒气，就是呕逆恶心；热气，就是易发怒和着急；怒气，就是气逆上攻于肺，热痛上攻于心，气短不足供应呼吸；恚气，就是气聚集在心下，导致人不能饮食；喜气，就是人不可疾行，不能长久站立；忧气，就是容易劳累，夜晚睡眠不足；愁气，就是会健忘，四肢浮肿，手足筋挛，举止不便。这都是七气导致的。男子突然患此病是因为饮食没有规律导致的，妇女患此病是因为产后被风邪入侵导致的。

七气丸

【功　效】　主治七气病。

【配　方】　乌头、大黄（各七分），紫菀、半夏、前胡、细辛、丹参、茯苓、芎䓖、桃仁（胡洽作杏仁）、菖蒲（一作芍药）、石膏、吴茱萸、桂心、桔梗（各三分），人参、甘草、防葵（各一两），干姜、蜀椒（各半两）。

【制用法】　将上面的二十味药材研为细末，用蜜调和制成如梧桐子大
　　　　　　小的药丸，用酒送服三丸，每天三次，可逐渐增加至
　　　　　　十丸。

七气汤

【功　效】　主治寒气、热气、忧气、劳气、愁气，劳气内伤，五脏不
　　　　　　调，饮食为膈气等。
【配　方】　干姜、黄芩、厚朴（深师作桂心）、半夏、甘草、干地黄、
　　　　　　栝楼根（深师作橘皮）、芍药（各一两），蜀椒（三两，
　　　　　　深师作桔梗），枳实（五枚），人参（一两），吴茱萸（五
　　　　　　合）。
【制用法】　将上面的十二味药材切碎，用一斗水煎煮，取三升药汁，
　　　　　　分三次服用，每天三次。

七气汤

【功　效】　主治虚冷，上气、劳气等。
【配　方】　半夏（一升），人参、生姜、桂心、甘草（各一两）。
【制用法】　将上面的五味药材切碎，用一斗水煎煮，取三升药汁，分
　　　　　　三次服用，每天三次。

半夏汤

【功　效】　主治气逆，霍乱，心腹胀满，胸胁痛，心腹痛，呕逆及吐
　　　　　　完吃不下饭等。
【配　方】　半夏（一升），生姜、桂心（各五两），橘皮（四两）。
【制用法】　将上面的四味药材切碎，用七升水煎煮，取三升药汁，分
　　　　　　四次服用，白天三次，晚上一次。

人参汤

【功　效】　主治气逆，胸胁胀满等。

【配　方】　人参、麦门冬、干姜、当归、茯苓、甘草、五味子、黄芪、芍药、枳实（各一两），桂心（三两），半夏（一升），大枣（十五枚）。

【制用法】　将上面的十三味药材切碎，用九升水煎煮，取三升药汁，去渣，趁热服用，每次服九合。

白石英丸

【功　效】　用于补养肺气。

【配　方】　白石英（一作白石脂）、阳起石、磁石、菟丝子、苁蓉、干地黄（各二两半），桂心、人参、栝楼根、石斛、白术、五味子（各一两），防风、巴戟天（各五分），蛇床子（半两）。

【制用法】　将上面的十五味药材研为细末，用蜜调和制成如梧桐子大小的药丸，用酒送服十五丸，逐渐增至三十丸，每天服用两次。

理气丸

【功　效】　主治肺气不足。

【配　方】　杏仁、桂心（各一两），干姜、益智子（各二两）。

【制用法】　将上面的四味药材研为细末，用蜜调和制成如梧桐子大小的药丸，饭前服用三丸，以取效为度。

肺痿第六

寸口脉数，患者容易咳嗽，口中有浓唾涎沫流出，这是为什么呢？老师说：这是肺痿病。这种病是怎样得的呢？老师说：病的热邪在上焦，因为咳嗽而成为肺痿。有的是因为出汗；有的是因为呕吐；有的是因为消渴病，小便频繁；有的是因为便秘，多次被药性较猛的药泻下，严重损失津液，所以患上肺痿病。又有寸口脉不数反而出汗的，阳脉之气已经消散，阴脉不涩，三焦气机不通畅，只入而不出。阴脉不涩，身体发冷，其内反而烦闷，多唾而唇燥，小便困难，这就是肺痿的症状，津液受到损伤，大便如烂瓜，泻下如豚脑，这是发汗治病导致的。患了这种病的人想咳不能咳，咳出干沫，长久小便不通畅，脉象平弱。患上肺痿只吐涎沫而不咳嗽的病人，如果不口渴，必定遗溺，小便频繁，是上虚不能制下导致的，这叫作肺中冷，必定使人头晕目眩。老师说：患肺痿而咳唾，咽喉干燥想喝水的，会自愈。无缘无故张着口的，是气短。

甘草干姜汤

【功　效】　主治肺痿，咳嗽，多唾液，小便频繁，头眩，不渴不咳，肺中冷等。

【配　方】　甘草（四两），干姜（二两）。

【制用法】　将上面的两味药材切碎，用三升水煎煮，取一升半药汁，去渣，分两次服用。

甘草汤

【功　效】　主治肺痿涎唾多，出血等症状。（《千金翼》名温液汤）

【配　方】　甘草（二两）。

【制用法】　将甘草切碎，用三升水煎煮，取一升半药汁，去渣，分三次服用。

千金方 白话解读

211

麻黄汤

【功　　效】　主治肺胀，气喘，咽喉干燥，心下有水等。

【配　　方】　麻黄、芍药、生姜（仲景用干姜）、细辛、桂心（各三
　　　　　　　两），半夏、五味子（各半升），石膏（四两）。

【制用法】　将上面的八味药材切碎，用一斗水煎煮，取三升药汁，分
　　　　　　　三次服用。

肺痈第七

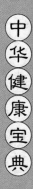

　　咳唾脓血的患者，如果脉数为实，属于肺痈；如果脉数为虚，属于
肺痿。咳嗽而口中有津液，舌苔水滑，这是浮寒，不是肺痿。如果口
中异常干燥，一咳嗽就会胸中隐痛，脉象反滑数的，是肺痈。问道：
有患者咳嗽气逆，您为他诊脉，如何得知是肺痈呢？从脉象诊断出病
人的肝脏有脓血，吐出就会死，后来果真吐血而死。这种脉象属于什
么种类，怎样辨别呢？回答：患者寸口脉象微弱而数时，微弱就是风
邪，脉数就是热邪；脉象微弱就会出汗，脉数就是恶寒。风邪入侵卫
分，只呼气而不吸入；热邪入侵荣气，只吸气而不呼出。风邪损伤皮
毛，热邪损伤血脉，风邪入侵肺部，患者就会咳嗽，口干喘满，咽喉
干燥，不口渴，多唾浊沫，时时恶寒颤抖。热邪必经的地方，血液会
凝滞，蓄结痈脓，会呕吐如米粥的东西。如果病势刚开始发作，还有
救，如果脓血已经形成，那么就很难救治。寸口脉数，趺阳脉紧，寒
热相争，所以怕冷颤抖而咳嗽。趺阳脉浮缓，胃气如经，这是肺痈。
老师又说：怕冷颤抖而发热，寸口脉象滑而数，而患者饮食起居还是
和以前一样，这是痈肿病，医生一般不知道，就按伤寒来处理，就不
会痊愈。问道：如何得知有脓血，脓血在什么部位呢？老师说：如果
脓血在胸中，就是肺痈，患者的脉数，咳唾有脓血。如果脓血没有形
成，其脉自紧数，到紧的脉象清除只有数时，那么脓血已经形成了。

桔梗汤

【功　效】　主治咳嗽，胸中胀满而恶寒，咽喉干燥等。

【配　方】　桔梗（三两，《集验》用二两，《古今录验》用一枚），甘草
　　　　　　（二两）。

【制用法】　将上面的两味药材切碎，用三升水煎煮，取一升药汁，去渣，
　　　　　　分两次服用，服药后必吐脓血。

飞尸鬼疰第八

　　患各种心腹疼痛的病，服用各种药物，热药入腹后没有效果，反而气
息更加急促，这就是尸疰病。应该先服一升甘草汁，斟酌病人的反应，再
服用一整剂瞿麦汤，泻下后便会缓解很多。这对于暴症坚结宿食，女人血
坚疼痛，无规律发作等症状都有神奇的效果。

蜈蚣汤

【功　效】　主治恶疰邪气往来，心痛彻背，气短，苦热，四肢烦疼等。

【配　方】　蜈蚣（一枚），牛黄（一分），丹砂、人参（各三分），大黄
　　　　　　（二两），鬼臼、细辛、当归、桂心、干姜（各一两），黄芩、
　　　　　　麝香（各半两），附子（四枚）。

【制用法】　将上面的十三味药材切碎，用一斗水煎煮，取三升药汁，去
　　　　　　渣，加入牛黄、麝香末，分三次服用。

桃皮汤

【功　效】　主治心中有恶气，心腹疼痛，胸胁胀满，气短等。

【配　方】　桃白皮（一握，东引者），珍珠、附子（各一两），栀子仁（十
　　　　　　四枚），当归（三两），吴茱萸、豉（各五合），桂心（二两）。

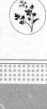

【制用法】　将上面的八味药材切碎，用五升水煎煮，取二升药材，去渣，加入珍珠末，分两次服用。

桃奴汤

【功　效】　主治心中有毒气，蛊疰，心腹绞痛等。
【配　方】　桃奴、人参、当归、干姜（各二两），芎䓖、甘草（各三两），桂心、茯苓、鬼箭羽、犀角、丹砂、麝香（各一两）。
【制用法】　将上面的十二味药材切碎，用九升水煎煮，取二升半药汁，去渣，分三次，饭前服用。如果患者大便不通、腹满，加三两大黄、二两芒硝。

十疰丸

【功　效】　主治十种疰，气疰、冷疰、尸疰、生人疰、劳疰、食疰、鬼疰、死人疰、水疰、土疰等。
【配　方】　雄黄、巴豆（各二两），人参、甘草、麦门冬、细辛（一作藁本）、桔梗、附子、皂荚、蜀椒（各一两）。
【制用法】　将上面的十味药材研为细末，用蜜调和制成如梧桐子大小的药丸，空腹服用五丸，每天两次，可逐渐增加，以取效为度。